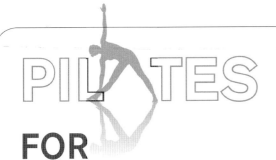

PILATES
FOR

유방암 생존자를 위한
필라테스

(유방암 환자들의 회복, 치유 및 웰니스를 위한 가이드)

나오미 아론슨(Naomi Aaronson), 앤 마리 투로(Ann Marie Turo) 지음

주기찬, 양재훈 옮김

光文閣
www.kwangmoonkag.co.kr

사이트: www.demoshealth.com

ISBN: 978-1-936303-57-1

E-BOOK: ISBN: 978-1-617051-95-1

Acquisitions Editor: Julia Pastore

Compositor: diacriTech

The original English language work:

Pilates for Breast Cancer Survivors, First Edition

isbn: 9781936303571

by Naomi Aaronson MA, OTR/L, CHT, CPI & Ann Marie Turo OTR/L

has been published by:

Springer Publishing Company

New York, NY, USA

Copyright © 2014. All rights reserved.

이 책은 작업 치료사이자 필라테스 수련자인 베스 마스트(Beth Mast)에 의해 헌정되었습니다. 그녀는 유방암을 이겨내고 회복하기 위해 필라테스를 실행했습니다. 그리고 현재 다시 전이성 암을 진단받고 삶을 이어가는 여정 속에서도 필라테스를 지속하고 있습니다. 베스는 "필라테스는 신체적으로 가장 약해졌을 때에도 할 수 있어요."라고 말합니다. 항암 치료 이후 빈혈이 심해지고, 양치질을 하기 위해 서 있을 수조차 없게 된 상황에서도 할 수 있었던 유일한 운동은 필라테스였습니다.

암과 함께 살아가는 법을 배우는 것은 과학이 아니라 예술과 같습니다. 우리는 반드시 스스로 자신만의 스타일로 자신만의 길을 찾아야 합니다. 깨달아야 할 중요한 것은 현재의 상황과 가능성에 상관없이 암을 이겨낼 수 있는 방법을 찾을 수 있다는 것입니다.

- 제인 E. 브로디(Jane E. Brody)

CONTENTS

서문

앤 마리(Ann Marie)의 유방함 극복 수기(手記)

나는 평소 규칙적으로 운동을 하고, 비타민을 챙겨 먹으며, 건강과 운동 관련 정보를 읽고, 건강한 식사를 하였습니다. 더욱이 작업 치료사로서 건강과 웰빙에 대해 자부심을 느끼며 살아왔습니다. 그래서 처음 유방암 진단을 받았을 땐 큰 충격을 받았습니다. "어떻게 이럴 수가 있지?" 1991년 1월, 의사 선생님은 나의 왼쪽 가슴에서 완두콩만 한 크기의 작은 종양을 발견했습니다. 그것이 나의 유방암 극복을 향한 여정의 시작이었습니다.

나는 내 자신에게 "의사들이 오진을 했을 거야! 아니야, 잘못된 보고일 거야!"라고 말하고 있었습니다(부정 단계: Denial). 그다음에는 "어떻게 이럴 수가 있지?" 화가 나 있는 나 자신을 달래야 했습니다(분노 단계: Anger). 그리고 "만약 건강을 되찾을 수만 있다면, 다시는 전자레인지 앞에 서지 않을 것이고, 유기농 식품만 먹을 텐데…"라는 생각으로 괴로워했습니다(타협 단계: Bargaining). 그러다가 직접 옷을 입을 수 없는 날도 있었고, 며칠 동안 같은 옷을 입고 앉아만 있으면서 우울해하던 시간이 있었습니다(우울 단계: Depression). 이런 단계들은 생명을 위협받는 질병을 진단받은 모든 사람에게 친숙하게 들릴 것입니다. 많은 환자는 죽음을 수용하는 다섯 단계(Elisabeth Kübler-Ross stages of grief)를 한 단계 또는 모든 단계를 경험한다고 합니다.

나는 운이 좋았습니다. 유방암 종양 절제 수술을 받았고 경과는 좋았습니다.

그러나 첫 진단을 받은 지 11년이 지난 2001년, 유방암이 다시 왼쪽 가슴에 재발했습니다. 그 순간 내가 해야 할 일이 무엇인지 알고 수용했지만, 곧바로 다시 부정 단계로 들어갔습니다. 나는 의사에게 "아니에요, 그럴 리가 없어요. 저는 오늘 검진을 받으러 왔는데요. 저는 유방 X선 촬영을 하려고 오늘 여기에 왔어요."라고 말했습니다. 분노, 타협, 우울의 단계들이 반복되었습니다.

암과 같은 질병 진단을 받으면 그 순간부터 삶이 바뀝니다. 자신의 미래에 대해 생각하기 시작하고, 지금부터 1년 후에 여기에 있을지 여부를 생각합니다. 또한, 자신과 가족에게 중요한 것이 무엇인지, 그리고 삶이 자신에게 정말로 어떤 의미인지에 대해서도 생각합니다. 가능한 많은 정보를 기반으로 결정을 내리게 됩니다. 여러분은 이런 상황을 인내하고 극복하는 법에 대해 생각하게 될 것입니다. '만약 이런 일이 일어나지 않았다면 어떠했을까?', '만약에 ~라면…'이란 생각이 머릿속에서 장난을 쳤습니다. 그러나 우리 모두는 각자 다르며, 다른 치료 방법을 선택할 것입니다. 나는 생존 가능성과 삶의 질을 극대화할 수 있다고 생각되는 방법을 선택했습니다.

유방 부분 절제 수술을 하고 3개월이 지난 2002년에 필라테스 리포머 훈련 과정(Reformer training)에 등록하기로 결정했습니다[리포머 필라테스는 조셉 필라테스(Joseph Pilates)에 의해 설계된 기구를 활용한 필라테스를 말합니다]. 2001년, 매트 필라테스 훈련과정을 수료했지만 이것이 자연스러운 다음 단계라고 느꼈습니다. 담당 외과의로부터 허락을 받은 후 필라테스 훈련 과정을 이수해 나갔습니다. 오늘 되돌아보면 최선의 결정은 아니었던 것 같습니다. 왜냐하면, 그때는 사실 완전히 치유된 상태가 아니었습니다. 지구력이 저하되어 있었으며, 왼쪽 어깨는 조임 증상이 있었고, 어깨뼈는 마치 존재하지도 않는 것처럼 제 기능을 하지 못하고 있었습니다!

나의 자기 수용감(자신의 몸에 대한 인식)과 운동 감각(움직임을 감지하는 능력)은 현저히 낮은 상태여서, 왼팔이 어디에 있는지, 무엇을 하고 있는지 전혀 알 수 없었습니다. 리포머 필라테스 훈련 과정은 힘들었지만, "유방암을 이겨내면 뭐든지 다 할 수 있다."라고 나 자신에게 계속 말했습니다. 리포머 필라테스 훈련 과정으로 시작하는 것을 권장하지 않지만, 필라테스는 훌륭한 치유 방법이라고 믿습니다. 필라테스는 최선의 방법이었다고 생각합니다. 삶을 바꾼 암 수술과 치료를 받은 후 필라테스는 세상을 향해 뭔가를 할 수 있는 힘을 기르고 자신감을 되찾는 데 도움이 되었습니다. 이 책은 특정 필라테스 운동과 함께 심호흡을 하면서 집중하고 긴장을 풀 수 있을 뿐만 아니라 가슴, 옆구리, 등 근육을 강화하는데 도움이 될 것입니다. 마지막으로 필라테스는 약해진 몸을 통제하고 조절할 수 있는 힘을 되찾고 휴식을 취하면서 유방암 절제 수술 이후 치유와 회복에 집중할 수 있는 기회를 제공해 주었습니다.

"이것은 목적지가 아닌 여정입니다."라는 말은 너무도 공감되는 현실이었습니다. 이 여정에서 필라테스 치료 과정은 큰 힘이 되었습니다. 지금 저는 제 환자들과 다른 건강 전문가들과 이 표현을 공유하고 있습니다. 2004년, 저는 건강과 웰니스 스튜디오인 인테그레이드 마인드 앤 바디(Integrated Mind & Body)센터를 열었고, 요가, 필라테스, 레이키(Reiki) 훈련 과정을 마쳤습니다. 환자와 고객의 목표를 최적으로 충족시키고 더욱이 전통적인 재활 기술 외에도 다양한 심신 요법을 제공하는 것은 중요한 일이었습니다.

나오미(Naomi)와 저는 2007년 10월 보스턴에서 열린 더 커팅 커넥션 컴퍼런스(The Cotting Connection Conference)에서 만났습니다. 이 컨퍼런스는 의료계, 환자 및 의료기기 공급 업체가 모여 유방암 치료 및 재활 분야의 새롭고 혁신적인 치료법에 대해 논의하는 자리였습니다. 나오미는 자신의 유방암 CD, 치료 과정, 유방암 회복을 위한 운동에 관한 책들을 벤더 테이블에 올려놓고 운동 세션에 대해 발표했습니다.

우리는 둘 다 건강과 기능 향상에 중점을 둔 피트니스 전문가로서뿐만 아니라 작업 치료사였다는 공통점이 있었습니다. 또한, 그 외 많은 공통점을 발견할 수 있었습니다. 우리는 언젠가 함께 코스를 하는 것에 대해 논의하고 명함을 교환한 후 각자의 길을 떠나 갔습니다.

2007년 12월 나오미는 '치유를 향한 움직임(Movement Towards Healing)'이라는 주제로 작업 치료 전문가를 위한 기사에 인터뷰할 수 있는지 물었습니다. 그 후 우리는 암 생존자를 위한 재활 작업 치료의 힘과 운동의 치유적 특성에 대한 열정을 모으기로 결정했습니다. 이리하여 재활 및 피트니스 전문가 교육을 목표로 '통합 재활&필라테스(Integrated Rehab and Fitness)'라는 회사를 설립했습니다.

2008년 9월, 우리는 첫 번째 과정 '유방암 재활을 위한 필라테스 기반 접근법'을 매사추세츠주 나틱에서 발표했습니다. 그 후 우리는 유방암 생존자들을 위한 필라테스의이점을 치료사 및 재활 전문가들에게 알렸습니다. CD로 제작된 '리턴 투 라이프(Return to Life)'는 필라테스를 기반하여 접근한 유방암 회복 방법을 가정에서도 지속적으로 교육할 수 있도록 하였습니다. 이 책의 출판을 통해 전 세계 유방암 생존자들에게 우리의 정보를 전달할 수 있게 되어 기쁩니다.

이 책의 목표는 이전에 필라테스를 해 본 적이 없는 분이라도 유방암 수술 후 치유력, 통제력, 힘과 자신감을 되찾고 더욱 쉽게 일상생활을 할 수 있도록 돕는 것입니다. 어디서 치료를 받든, 어떤 부작용이 있든, 일반적인 건강 수준이든지 상관없이 편안하고 안전하게 할 수 있는 운동을 찾을 수 있도록 다양한 프로그램과 교정 자세를 제공하고 있습니다.

하지만 건강을 유지하려면 운동만으로는 충분하지 않습니다. 삶의 질을 향상시키는 습관과 행동을 채택해야 합니다. 웰빙은 평생의 여정이며 성장하는 과정입니다. 불행히도 암 치료는 오래 지속되는 부작용이 있을 수 있습니다. 이 책의 마지막 부분에는 케모브레인(chemobrain), 수면 부족, 말초 신경증 등의 문제를 다룰 수 있는 방법들이 포함되어 있습니다.

이 책을 통해 건강해지기 위해 필라테스를 실행하고 있는 다른 생존자들의 경험을 공유하고자 합니다. 우리는 그들의 유방암 극복 이야기가 여러분에게 도움이 되기를 희망합니다.

베스 마스트(Beth Mast): 필라테스 강사이며, 직업 치료사이기도 한 베스 마스트는 양쪽 유방 절제술, 가슴 성형술, 항암 치료, 방사선 치료 등 16개월간의 치료를 받고 매일 필라테스를 했습니다. 필라테스는 그녀의 흉터 조직을 회복하고, 팔의 힘과 움직임의 범위를 유지하고, 촉각의 민감성과 같은 감각적인 문제들을 다루고, 폐경기를 거치는 것을 도왔습니다.

니콜 티(Nicole T): 수술 직후 가슴에 통증을 느꼈고, 유방 절제술과 식염수를 이용한 유방 재건 수술을 받은 후 2주 동안 도움 없이는 앉을 수 없었습니다. 그녀는 팔을 올리는 데 어려움이 있었지만 시간이 지날수록 회복되었습니다. 필라테스 루틴을 반복적으로 실행할수록 좋아지는 느낌을 받을 수 있었습니다. 그녀는 필라테스 루틴을 시작하는 다른 여성들에게 한 번에 많은 정보를 받고 모든 정보를 흡수하지 못할 수도 있다고 경고합니다. 따라서 회복하는 동안 기본 사항을 반복 확인하며 점진적으로 실행하기를 권합니다. 그녀는 혼자서 극복하는 것보다 자신의 상태를 이해하는 전문가와 함께 재활 과정을 이겨내는 것이 도움이 되었다고 말합니다. 그리고 필라테스 운동을 마쳤을 때, 니콜은 편안한 마음과 낙관적인 느낌을 받았다고 합니다.

그레이스 티(Grace T): 양쪽 유방 절제 수술을 받고 실리콘을 이용한 유방 재건 수술을 받았습니다. 그녀는 양쪽 어깨에 힘이 들어가지 않았고, 가슴에 답답함을 느꼈으며, 팔이 쇠약했습니다. 그녀는 두들겨 맞은 것 같은 고통을 느꼈고, 피곤함, 민감함, 약함, 부풀어 오른 느낌들을 받았습니다. 필라테스를 통해 그녀의 힘과 유연성을 되찾은 것은 그녀의 자신감과 신체적 기능 회복에 기여했습니다. "필라테스는 질병에서 회복하고 체력을 회복하는 사람들을 위한 것으로 건강 회복에 좋은 방법입니다."라고 말합니다.

샤론 비(Sharon B): 감시 림프절 생검(Sentinel-node biopsy)과 유방 보존술로 유방 조직을 제거하고, 방사선 치료, 그리고 항암 치료를 받았습니다. 그녀는 흉터 부위에 통증을 느꼈고 근육이 팽팽해지면서 어깨의 운동 범위가 제한됨을 느꼈습니다. 그녀는 필라테스 프로그램 중 Wall Angels, Swimming, Scapula Protraction and Retraction과 같은 운동들이 그녀의 회복을 도와주었다고 합니다.

낸시 엠(Nancy M): 유방 보존 수술과 방사선 치료를 받았습니다. 필라테스 운동 중에 옆구리를 펴고 코어를 강화시키는 운동이 그녀에게 가장 큰 도움이 되었습니다. 그녀는 수술 이후에 즉시 필라테스 프로그램을 시작할 것을 권장합니다. "몸의 움직임이 굳고 딱딱해지는 상황이 진행될 때까지 기다리지 마십시오. 필라테스는 정교하고 의도적인 몸의 움직임에 초점을 맞추기 때문에 유방암 회복에 효과적입니다."

보니 오(Bonnie O): 움직임이 얼마나 중요한지 아는 개인 트레이너입니다. 그녀가 유방암 수술과 항암 치료를 받은 후에 그녀의 몸은 트럭에 치인 것 같았고, 몇 주와 몇 달 후에는 마치 벨트가 흉곽 주위에 단단히 묶여 있는 것처럼 주로 가슴과 어깨가 팽팽함을 느꼈습니다. 그녀는 16개의 림프절 제거 수술 이후 코드(Cording) 부작용으로 어깨가 굳은 것처럼 팽팽해지는 증상을 경험하게 되었습니다. 그녀는 필라테스를 하면서 규칙적으로 운동하고 유연성을 회복하는 데 초점을 맞추고 코어를 강하게 유지하는 것이 회복에 도움이 되었다고 말합니다.

우리는 재활과 회복에 대한 통합 접근법의 효과에 대해 다른 사람들을 교육하는 것을 사명으로 삼았습니다. 이 책이 지금 그리고 암 이후의 삶을 사는 여러분이 최대한의 행복을 얻는 데 도움이 되기를 바랍니다. 이것은 건강을 위한 당신의 행동 계획입니다!

감사의 말

사진 작가 알렉산터 겐스(Alexander Gence), 모델 다이나 나라이드(Diana Laird)와 셰릴 라나바겐스(Cheryl LanavaGence)께 감사합니다.

유방암 생존자로서 필라테스를 통해 회복과 치유를 경험하고 이 책을 쓸 수 있도록 도움을 준베스 마스트(Beth Mast), 그레이스 티(Grace T), 샤론 비(Sharon B), 니콜 티(Nicole T), 낸시 엠(Nancy M), 보니 오(Bonnie O)에게 감사의 말을 전합니다.

PART I

유방암 생존자를 위한 필라테스 소개

왜 유방암 생존자들에게 필라테스가 필요한가?

필라테스는 마음, 몸, 정신을 결합시키는 부드러운 형태의 운동입니다. 필라테스의 여러 동작들은 근육의 유연성과 힘(근력)을 증가시키면서 신진대사를 활성화시키고, 림프, 호흡, 순환 기능을 촉진시킵니다. 필라테스는 평형성과 협응력을 개선하고, 집중과 이완을 하는 데 도움을 줍니다. 필라테스는 어느 곳에서나 할 수 있으며, 심지어 앉아서도 할 수 있습니다. 이러한 이유로 유방암 생존자들을 위한 치유를 위해서 필라테스는 훌륭한 접근 방법이 될 수 있습니다.

필라테스는 근력 강화, 유연성 증대, 전반적인 건강 증진을 목적으로 조셉 필라테스 (Joseph Pilates)에 의해 처음 개발되었습니다. 필라테스는 요가, 무술, 그리고 체조를 혼합한 운동입니다. 그는 제1차 세계대전 이후 독일에서 이주한 미국의 교사와 학생들에게 동서양의 철학과 기법을 결합한 조절학(Contrology)이라는 이름의 동작을 가르쳤습니다. 1950년대에 그는 뉴욕에서 무용수들의 재활에 이 방법을 사용하였지만 그리 인정을 받지는 못했습니다.

필라테스의 초기 제자 중 한 명인 이브 젠트리(Eve Gentry)는 방사선 유방 절제 수술을 한 후에 조셉 필라테스(Joseph Pilates)에게 재활 치료를 받은 환자였습니다. 그녀는 수술 이후 가슴 조직뿐만 아니라 림프샘과 가슴 근육까지 모두 제거되었지만, 팔과 몸통을 완전히 사용할 수 있게 되었습니다. 의사들은 조셉의 필라테스 방법으로 얻은 그녀의 성공적인 회복을 믿을 수 없었습니다. 조셉 필라테스는 시대를 앞서가는 사람이었습니다. 다행히 지금은 유방암 환자들의 회복을 위해 필라테스에 대한 많은 연구가 진행되고 있습니다.

필라테스의 장점은 무엇인가?

베스 마스트(Beth Mast)는 유방암 수술을 받은 후 매일 필라테스 운동을 하였습니다. 필라테스는 그녀가 언제라도, 심지어 정말 몸의 컨디션이 좋지 않은 날에도 할 수 있었던 유일한 운동이었습니다. 다음은 베스(Beth)가 필라테스를 하면서 발견한 장점들입니다.

1. 다양한 자세로 필라테스를 할 수 있습니다: 반듯하게 누운 자세, 엎드린 자세, 옆으로 눕는 자세, 서 있는 자세, 앉은 자세
2. 운동 방법과 도구는 수준에 따라 수정이 가능합니다.
3. 필라테스는 팔과 다리를 포함한 전신 운동 시스템이므로 수술받은 팔을 더 쉽고

자연스럽게 사용할 수 있습니다.

4. 필라테스는 매순간 집중하여 적절한 동작을 무리하지 않게 잘 조절할 수 있도록 도와 줍니다.

5. 흉곽을 이용한 심호흡과 다면적 호흡 훈련은 긴장 완화, 림프액 분비 촉진, 경직된 흉터 부위의 스트레칭에 도움을 줍니다.

6. 필라테스는 간단하게 실행할 수 있으며 반복적으로 진행하기 쉽습니다.

7. 특히 필라테스는 유방암 수술 후 필요한 어깨 뒷부분과 등 중간 부분에서 근력을 키워줍니다.

8. 필라테스는 코어를 강화시켜 각기 다른 자세를 취하는 데 용이하게 해주므로 일상 생활의 활동 능력을 향상시킵니다.

9. 필라테스는 수술로 인해 신경과 근육이 절제됨으로써 상실된 자기수용기 기능과 운동 감각을 개선할 수 있습니다.

10. 필라테스는 횡복근(Transverse abdominis)을 강화시킵니다. 이 근육은 유방 재건 수술(TRAM flap 또는 DIEP flap)을 받은 이후 안전성과 힘을 강화시키는 데 매우 중요한 근육입니다.

11. 필라테스는 폐경기의 흔한 합병증인 요실금 같은 방광 조절에 도움을 줄 수 있습 니다. 유방암 치료를 받다 보면 아직 폐경이 되지 않은 여성들도 폐경이 오는 경 우가 많이 있습니다. 필라테스는 방광 조절을 담당하는 근육인 골반저근(pelvic floor muscles)를 강화하는 데 효과적입니다.

12. 필라테스는 손상된 부위에 대한 집착이나 할 수 없다는 생각으로부터 벗어나게 하 고 할 수 있도록 더욱 강화시켜 줍니다. 처음에는 잘 되지 않았던 그리고 움직임 의 범위가 작았던 모든 동작을 여러분의 몸이 할 수 있다는 데에 그리고 치유 능 력에 감사하게 될 것입니다.

암 생존자를 위한 영양과 신체 활동에 관한 미국 암학회 지침서(American Cancer So-ciety Guidelines on Nutrition and Physical Activity for Cancer Survivors)에 따르면, 유방 암 생존자들은 수술 후나 방사선 및 보조 치료(항암 치료, 호르몬 치료, 표적 치료)를 받 는 동안에 비활동적인 생활을 피하고 가능한 한 빠르게 정상 활동으로 돌아가기를 권장 합니다. 학회에서는 규칙적인 신체 활동을 하고, 적어도 일주일에 두 번의 근력 훈련을 포함하여 일주일에 150분의 운동을 하도록 권장합니다.

신체 활동을 함으로써 유방암 생존자들은 다음과 같은 효과를 얻을 수 있습니다.

- 긍정적인 기분을 북돋우기
- 신체 상태 및 움직임 개선
- 신체 이미지 개선
- 성욕 증가
- 우울 감소
- 피로감 감소
- 뼈 건강 유지

우리는 운동이 좋다는 것을 알고 있습니다. 그런데 어디서나 안전하게 운동을 할 수 있어야 합니다. 필라테스는 무리 없이 안전하게 시작할 수 있는 운동입니다.

필라테스 효과는 무엇인가?

유방암 생존자를 위한 필라테스의 효과에 대한 첫 번째 연구는 2008년 물리치료사들에 의해 실시되었습니다. 4명을 대상으로 한 사전 연구(Pilot study)였기 때문에 이 연구에서 도출할 수 있는 결론은 한계가 있습니다. 그들은 참가자들이 일주일에 3번씩 필라테스를 하는 12주간의 프로그램 이후에 수술 부위 쪽 팔의 유연성이 증가하였다는 것을 발견하였습니다.

2010년에 실시된 다른 연구는 여성 유방암 환자들의 유산소 지구력, 유연성, 피로, 우울증, 삶의 질에 대한 필라테스 운동이 미치는 영향을 조사하였습니다. 필라테스는 일주일에 3번씩, 8주 동안 실행되었습니다. 필라테스 운동에 참여한 후, 참가자들은 6분간 걷기 테스트에서 피로를 느끼는 정도, 유연성, 삶의 질, 수행 능력에서 개선이 나타났습니다.

이 연구는 필라테스가 유방암 생존자들에게 안전하고 효과적이라는 것을 증명했습니다. 2012년에 발표된 가장 최근 연구는 12주간의 필라테스 프로그램 이후에 13명의 참가자들의 어깨와 목의 유연성이 향상되었다는 것을 발견하였습니다. 또한, 삶의 질, 신체 이미지, 기분에 있어서도 개선됨을 발견하였습니다. 팔에 부종이 나타났지만, 프로그램에서 운동 동작을 수정하지는 않았으며, 그러나 12주간 세션 횟수를 늘리도록 하였습니다.

유방암 생존자들이 직면하게 되는 문제는 무엇인가?

여러분이 최선을 다해 치료 계획을 잘 따른다고 하더라도 치료 과정에서 오래도록 신체적, 정서적, 인지적 문제가 수반될 수 있습니다. 유방암 수술을 하면 유방 부위에서 조직과 림프절을 제거하게 됩니다. 유방 조직이 덮는 면적이 넓은 만큼 이 부분이 제거되면 일을 하거나 아이를 돌보는 등의 일상생활에 어려움을 겪을 수 있습니다. 또한 항암 치료나 방사선 치료를 받는 동안 피로, 메스꺼움 등 다양한 부작용이 발생할 수 있습니다.

작업 치료사나 물리 치료사는 여러분의 기능적 능력을 되찾게 해주고, 보조 장치를 추천해 주며, 일상생활의 곤란함을 대체 방법의 훈련을 통해 해소하도록 도와줍니다. 이 책에 소개된 필라테스 프로그램을 포함한 재활 운동은 여러분이 더 강해지고, 기능을 되찾으며 부작용들을 완화할 수 있는 데 도움이 될 것입니다.

1. 림프부종(Lymphedema)

림프부종은 림프절 제거 및 방사선 치료 후 생존자가 직면하는 가장 일반적인 부작용 중 하나입니다. 조기에 암세포의 존재를 인지하는 것이 치료하는 데 중요합니다. 그중 하나인 감시 림프절 생검(sentinel lymph node biopsies)으로 인한 림프부종의 비율은 상당히 낮지만, 여전히 위험합니다. 따라서 감시 림프절 생검뿐만 아니라 겨드랑이 림프절 절제(axillary lymph node dissections)로 인한 부종의 위험이 있습니다. 자신이 어떤 유형의 조직검사를 받았는지, 림프절을 제거하였는지 알고 그에 따른 주의사항을 잘 따라야 합니다. 부종의 위험을 줄이기 위해서는 반드시 교육을 받아야 합니다.

림프부종은 단백질이 풍부한 액체가 비정상적으로 축적되어 손, 가슴, 몸통, 목, 어깨, 팔, 흉벽에 따끔거림이나 무거움, 조임, 감소된 움직임, 통증, 가득 찬 느낌을 주는 것이 특징입니다. 이것은 보석반지가 꽉 끼거나 옷이 제대로 맞지 않을 때 느끼는 감각과 비슷합니다. 림프부종은 유방암 수술 또는 방사선 치료 이후에 림프계가 손상되거나 막혔을 때, 림프액이 흐르지 못하고 연조직에 고여서 발생합니다. 림프계는 체내 노폐물을 제거하고, 감염과 싸우고, 체액 균형을 조절하는 역할을 합니다. 수술 후, 림프계는 이러한 기능을 수행할 수 있는 능력을 상실하여 순환의 정체를 유발하거나 림프액이 축적될 수 있습니다. 위와 같은 증상을 느낀다면, 의사와 상담 후 림프부종 치료사의 특수한 마사지를 통해 순환 정체를 줄이고 다른 경로를 통해 림프액이 순환하도록 해야 합니다. 주치의는 팔에 압력을 가할 수 있는 특수 의복이나 압박 붕대, 압박용 장갑 등을 착용할 것을 권할 수도 있습니다.

2. 수술 부위 쪽 팔의 근력과 가동 범위의 상실

조직의 많은 부분이 제거됨으로 인해 가슴, 몸통, 그리고 어깨 부위의 유연성이 감소되고, 옷 입기, 잠자리 준비하기, 물건 잡기와 같은 일상생활에서 행하던 일들을 할 능력에 어려움을 겪게 됩니다.

3. 통증

수술 후 통증이 목, 어깨, 가슴, 팔 등에 영향을 줄 수 있어서 결과적으로 몸을 움직이거나 힘을 주기 어렵습니다. 유방암 수술 후 통증 증후군(PMPS)은 수술 후 신경 손상에 의해 발생하는 만성 통증을 말합니다. 겨드랑이, 팔, 어깨 또는 흉벽에 화끈거리거나 쑤시는 듯한 통증을 경험할 수 있으며, 배액관(drain site) 주변이 고통스러울 수도 있습니다.

4. 흉터 조직

팔 아래 절개 부위, 배액관, 유방 재건 수술 부위의 흉터 조직에 당기고 조이는 느낌이 있을 수 있습니다. 또 흉터 부위는 가렵고 통증이 있을 수 있습니다. 치료사는 흉터 조직 마사지하는 방법을 가르쳐 주거나 실리콘패드를 사용하여 흉터가 두꺼워지거나 붉어지는 증상을 줄이도록 권할 것입니다.

5. 겨드랑이 막(Axillary Web Syndrome) 또는 코딩(cording)

겨드랑이 막 증후군 또는 코드는 림프절 제거 수술 이후 언제든지 일어날 수 있는 부작용입니다. 팔꿈치를 펴지 못하거나 팔을 옆으로 펴지 못하는 증상이 나타날 수 있습니다. 겨드랑이 안쪽 피부 아래에 두껍고 밧줄 같은 구조의 거미줄 같은 줄들을 코드(cording)라고 합니다. 팔을 옆으로 들 때 겨드랑이 통증을 느낄 수 있습니다.

니콜 티(Nicole T)에게 치료 후에 견디기 가장 힘든 것은 화학 뇌(Chemo brain) 증상이었습니다. 이에 대한 주의를 받은 적이 없어서 너무 놀랐고 이에 대한 준비가 전혀 되어 있지 않은 상태였습니다.

그녀는 항암 치료를 받기 전에 하던 대로 사물을 기억하거나 말할 수 없었습니다. 치료 후 집에서 필라테스를 하려 했지만 운동 동작들을 어떻게 하는지 기억하기 조차 어려웠습니다. 이런 경우에는 의사에게 다중 과제를 수행하거나 단순한 기억을 하는 데 인지적 어려움이 있다고 알리는 것이 중요합니다. 의사를 통해 작업 치료사에게 의뢰되면 인지 기능을 평가한 후 일상에서 어떻게 적응할 수 있는지 알려줄 것입니다.

6. 케모 브레인(Chemo brain, 화학 뇌)의 부작용

케모 브레인은 항암 치료로 인한 부작용으로 주의력, 집중력, 작업 기억력, 실행 기능 약화와 같은 인지적 변화를 말합니다. 유병률은 17~75%에 이르며, 검사를 통해 객관적으로 측정된 것보다 인지적인 어려움을 인식하는 비율이 더 높습니다. 따라서 인지적인 어려움을 경험하고 있다면 의사에게 알려 상담하기를 권장합니다.

7. 화학 치료에 의한 말초신경병증(Chemotherapy Induced Peripheral Neuropathies)

항암 치료 후 발생된 말초신경병증(CIPN)이란 뇌, 척수와 말초 기관을 연결하는 말초 신경이 손상되어 기능이 제대로 작동되지 않는 것을 말합니다. 이 증상은 화학 치료 약제 때문에 나타나는데 손과 발에 감각이 무뎌지는 결과를 초래합니다. 이러한 부작용은 택솔(Taxol), 카보플라틴(Carboplatin), 시스플라틴(Cisplatin), 비노랠빈(Vinorelbine)과 같은 약물의 복용이 원인이며 구체적인 증상으로는 말초의 감각이 없어지거나, 열과 추위에 대한 민감도가 떨어지고, 가벼운 접촉을 느끼지 못하며, 신체 위치를 지각하기 힘들게 되거나, 따끔거림 또는 통증이 있을 수 있습니다. 이런 사람은 넘어질 위험이 높기 때문에 서거나 걷거나 뛸 때 주의하도록 해야 합니다. 말초신경병증(CIPN)을 경험하고 있는지 확인하려면 자신에게 다음과 같이 물어봅니다. 물건을 떨어뜨리나요? 걷는 데 어려움이 있나요? 계단을 오르는데 어려움이 있습니까? 감각이 업무 능력이나 일상 활동에 방해가 됩니까? (요리, 청소, 옷 입기, 글쓰기, 타이핑에 영향을 미칠 수 있습니다.)

국가 종합 암 네트워크 패널(The National Comprehensive Cancer Network Panelists)은 금기 사항이 있거나 진통제가 효과가 없는 말초신경병증(CIPN) 환자들에게는 경피전기신경자극(TENS: 저주파의 전기자극을 경피적으로 통증 부위에 주어 진통을 도모하는 치료법)이 유용한 보조 치료라는 데 의견을 모았습니다. 또한, 약물에 반응하지 않는 환자들에게 부가적으로 침을 시술할 수도 있습니다. 또한, 직업 치료사 또는 물리 치료사는 특수 장비로 수술 부위를 강화하고 일상 활동을 수정해 줄 수 있습니다. 필라테스는 앉은 자세나 누운 자세로 할 수 있기 때문에 넘어질 염려 없이 근력을 기르는 안전한 형태의 운동이라 할 수 있습니다.

8. 골 전이(Bone metastasis)

골 전이는 암이 발생한 부위의 암세포가 혈류를 타고 뼈로 전이되는 것을 말합니다. 이것은 뼈를 손상시켜 뼈가 더 약해지고 부러질 가능성이 더 높아지게 됩니다. 골 전이는 통증을 유발하는 흔한 원인이기도 합니다. 골 전이가 일어나는 가장 흔한 부위는 팔과 다리, 골반, 흉곽, 두개골, 척추입니다. 골 전이로 인해 뼈의 일부가 닳아 작은 구멍이 생길 수 있습니다. 그래서 골절이 더 잘 일어나게 됩니다. 그러므로 골절의 위험이 높은 운동을 할 때 주의해야 합니다. 앉아서 하는 필라테스는 가장 안전하기 때문에 낙상의 위험을 줄여 주는 운동으로 가장 권장됩니다. 유방암이 뼈까지 전이됐다면 운동을 어떻게 수정할 수 있는지 잘 아는 전문 치료사와 함께 운동을 하는 것이 좋습니다.

9. 골다공증(Osteoporosis) 또는 골감소증(Osteopenia)

골다공증은 뼈의 질량과 밀도가 낮아지는 것으로 뼈가 부러질 위험이 매우 높습니다. 골절되기 가장 쉬운 부위는 척추, 손목, 엉덩이입니다. 골다공증의 위험인자는 고령, 작고 마른 체형, 골다공증이 있는 가족력, 낮은 골질량 등입니다. 아리미덱스(Arimedex), 아로마신(Aromasin), 페마라(Femara)와 같은 화학 치료와 난소 절제와 같은 호르몬 치료의 후유증으로 골질량이 감소될 수 있습니다. 골밀도의 측정은 의료기관에서 골밀도 검사(DEXA)를 받으면 됩니다. 칼슘을 충분히 섭취하는 것도 중요한데, 보통 50세 이상 여성의 경우 하루 평균 칼슘 1200mg과 비타민 D 600IU를 섭취하도록 권장합니다. 체중 부하운동(Weight-bearing exercises)은 걷기, 댄스, 역기 들기, 스탠딩 필라테스 프로그램과 같은 관절에 무게를 주는 근력 운동을 말하며 또한 이 운동은 뼈를 단단하게 만들어 줍니다. 그리고 어떤 운동이 되었든 시작 전에는 반드시 의사와 상담하기 바랍니다.

10. 암 관련 피로(CRF)

유방암 환자의 약 58~94%가 암 관련 피로(CRF)를 경험합니다. 피로는 암 생존자들이 가장 많이 겪는 문제로서 암이나 암 치료로 인해 피로가 지속되는 상태를 말합니다. 수술, 방사선, 약물 치료를 받는 여성들이 가장 많은 피로를 경험합니다.

암 관련 피로는 웰빙, 일, 일상생활을 수행하는 능력, 그리고 가족과 친구와의 관계에 좋지 않은 영향을 미칠 수 있습니다. 유산소 운동인 걷기, 자전거 타기와 필라테스는 이러한 피로를 극복하는 데 도움이 되는 것으로 알려져 있습니다. 암 치료에 수반되는 빈혈이나 낮은 적혈구 수치로 인해 산소 운반 능력이 감소되기도 합니다. 만약 항암 치료도중 빈혈 증상이 나타난다면, 혈액 검사를 하여 그 정도를 확실히 알아두어야 합니다. 심한 경우에는 운동을 줄일 수도 있습니다.

11. 심장 독성(Cardiotoxicity)

심장 독성(Cardiotoxicity)은 항암 치료로 인한 심장의 손상으로 유방암 생존자의 33%가

심장 독성의 부작용을 경험할 수 있습니다. 위험을 줄이기 위해서 반드시 체중을 조절하고 금연을 하는 것이 필요합니다.

니콜 티(Nicole T)는 극심한 피로로 엄청난 고생을 하였습니다. 그녀는 종종 하던 일을 멈추고 누워 있어야만 했습니다. 피로로 인해 빠른 속도로 수행해야 하는 일을 하기 힘들어져서 원만하게 직장으로 복귀하는 것이 어렵게 되었습니다. 그녀는 유방암이 발병하기 이전의 의무와 책임을 다할 수 없었습니다. 이것은 그녀에게 극도로 좌절감을 주었지만, 필라테스는 그녀가 에너지를 되찾는 데 도움을 주었습니다.

12. 수술 후 감각장애

이것은 절개 부근의 감각, 유령 감각(유방 절재 수술 이후에도 여전히 가슴이 있다고 느낌) 현상, 유방 보형물로 인한 가슴 조임(chest tightness) 등의 증상을 포함합니다. 유방암 수술 이후에 대개 다음과 같은 18개의 감각을 느낀다고 보고된 바 있는데, 압통(tenderness), 쓰림(soreness), 당김(pulling), 연속되는 일정한 통증(aches), 고통스러운 통증(pain), 찌릿한 통증(twinges), 조임(tightness), 뻣뻣함(stiffness), 따끔따끔함(pricking), 욱신거림(throbbing), 갑자기 찌릿한 통증(shooting), 저림(tingling), 마비(numbness), 화끈거림(burning), 딱딱함(hardness), 날카롭게 비는 듯한 통증(sharpness), 살을 관통하는 듯한 통증(penetrating), 그리고 지속적인 통증(nagging) 등이며 이러한 통증을 수시로 나타났다가 사라지기를 반복합니다.

13. 관절통(Arthralgias)

관절통은 관절의 통증과 함께 관절 부위가 뻣뻣해지는 증상입니다. 최근 한 연구에 따르면 유방암 생존자의 50%가 이런 증상을 보였고, 그중 10%가 유방암 약물 치료에 사용되는 타목시펜(Tamoxifen)의 부작용이었습니다. 마치 관절염이 있을 때처럼 아침마다 손이나 무릎이 뻣뻣해지는 것이 특징입니다.

14. 체중 증가

치료 중 체중 증가는 탈모, 피부 변화와 같이 외모에 영향을 미치는 또 하나의 부작용입니다. 만약 과체중이라면, 건강한 식습관과 운동을 병행하여 건강한 체중으로 돌아가기 위한 최선의 방법입니다.

이상적인 체중은 신장에 따라 달라지므로 체질량지수(BMI: body mass index)를 고려하기를 권합니다. BMI는 체중과 신장으로 구할 수 있습니다. BMI 지수가 18.5~25 사이일 때 건강한 것으로 간주합니다. iOS 기기에서 사용할 수 있는 미국국립보건원(National Institutes of Health)의 BMI 계산기 앱으로 BMI를 쉽게 구할 수 있습니다. 체중 증가는 유방암 재발의 위험을 높일 수 있으므로 체중 관리는 매우 중요합니다. 과체중인 암 생존자가 암에 의해 사망할 가능성이 높다는 많은 근거들이 보고된 바 있습니다. 비만은 또한 당뇨병이나 심장병과 같은 다른 건강상의 문제가 나타날 위험을 높이기도 합니다. 그러므로 건강한 다이어트와 함께 규칙적인 운동 프로그램에 참여하는 것은 생명을 구하는 길입니다.

건강한 체중으로 돌아가기 위한 몇 가지 제안은 다음과 같습니다:

- 매일 최소 2컵 반의 야채와 과일을 섭취합니다.
- 현미, 퀴노아(Quinoa) 등 100% 통 곡물 섭취합니다.
- 붉은 고기와 가공 육을 제한 합니다; 대신 닭고기, 콩, 생선을 섭취 합니다.
- 나쁜 지방(포화지방과 트랜스지방)을 줄이고 올리브 오일과 같은 다가 불포화지방과 단가 불포화지방을 더 많이 섭취합니다.
- 운동: 빠르게 걷거나 고정 자전거 타기 등과 같은 유산소 운동을 중등도의 강도로 실행합니다. 시간을 서서히 증가하여 한 번에 30분까지 할 수 있도록 하고, 이를 일주일에 5일 이상하여 주당 총 150분 정도의 운동이 되도록 합니다. 근력 운동은 일주일에 두 번 하기를 권장합니다(필라테스를 하면 됩니다!).

유방암 수술은 어떤 근육에 영향을 주는가?

유방암 수술의 영향을 받은 근육과 해부학적 구조를 이해하는 것은 최선의 재활 경험을 얻는 데 있어서 매우 중요합니다. 이제부터 해부학적으로 영향을 받는 근육이 어디에 위치하고 있는지, 그 근육은 어떤 기능을 하는지, 수술 후 왜 재활이 필요한 지에 대하여 설명하려고 합니다.

유방 종양 절제술(Lumpectomy)을 하는 경우(그림 1), 암 조직을 제거하면서 깨끗한 조직의 주변 부위도 함께 제거됩니다. 일반적으

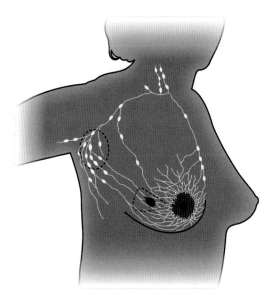

그림 1. 유방 보존술(Lumpectomy)

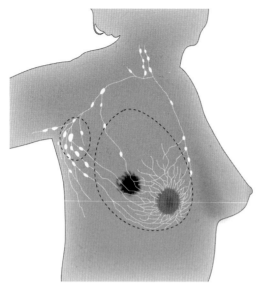

그림 2. 단순 유방 절제술(simple Mastectomy)

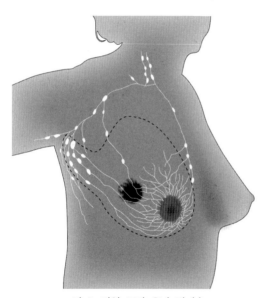

그림 3. 변형 근치 유방 절제술
(Modified Radical Mastectomy)

로, 이 절차와 함께 감시 림프절 생검 (Sentinel lymph node biopsies)을 같이 수행하며, 검사 결과 양성으로 진단되면 액와부 림프 절개(Axillary lymph node dissections) 수술을 하는데 이때 일반적으로 12~15개의 림프절을 제거합니다. 겨드랑이 부위의 조직을 제거하고 난 후에는 팔을 머리 쪽으로, 옆쪽으로, 등 뒤로, 또는 머리 뒤로 들어 올리는 동작을 하는 데 영향을 줄 수 있습니다.

단순 유방 절제술(Simple Mastectomies) (그림 2)과 변형 근치 유방 절제술(Modified radical Mastectomies)(그림 3)은 유방 종양 절제술에 비해 더 많은 유방 조직을 제거하고 변형 근치 유방 절제술은 림프절을 포함하여 유방 조직 전체를 제거합니다. 이러한 수술 방법은 외형적으로 더 많은 부분의 가슴 형태를 손상시킬 뿐만 아니라 움직임의 범위 및 기능의 상실을 초래할 수 있습니다.

유방 부위는 매우 넓어서 그 범위가 세로로는 쇄골에서 마지막 네 개의 늑골까지 가로로는 흉골에서 겨드랑이까지 뻗어 있습니다.

유방 조직은 복직근(Rectus abdominis)의 가장 윗부분(그림 4)과 대흉근(Pectoralis major: chest muscle)에 걸쳐 있습니다.

그 결과 대흉근(Pectoralis major muscle) 부위는 유방암 수술, 특히 유방 절제술 (Mastectomies)을 받을 때 영향을 받아 어깨와 팔을 옆, 뒤, 머리 뒤, 위로 움직이기 어렵게 합니다. 또한 심호흡을 하는 동안 갈비뼈의 움직임에도 영향을 미칠 수 있습니다.

전거근(Serratus anterior)과 광배근(Latissimus dorsi) 같은 어깨와 견갑골 부위의 근육이 경직되거나 움직임이 제한을 받을 수 있습니다(그림 4). 또한, 횡복직근 피판술(TRAM)이나 유방 절제술을 받은 경우에는 복직근(Rectus abdominis)에 영향을 미칠 수 있습니다.

대흉근(Pectoralis major) (그림 4)은 유방 조직 바로 뒤에 있으며, 이 근육은 팔을 위로 들거나 옆으로 아래로 회전하는 기능을 합니다. 팔굽혀펴기를 할 때 대흉근(Pectoralis major)이 크게 작용합니다. 유방 절제 수술 이후에 이 근육에 상흔 조직이 생기기 때문에 특히 더 심한 경직이 일어나게 됩니다.

전거근(Serratus anterior)은 견갈골(Scapula)을 위로 그리고 앞으로 움직이게 하는 근육입니다. 견갑골을 위와 앞으로 움직이게 하는 운동을 견갑골 내밀기(Scapula Protraction)라고 부릅니다. 액와부 림프 절개 수술은 전거근(Serratus Anterior)에 영향을 줍니다. 수술 이후에는 이 근육이 경직되고 약해질 수 있습니다. 예를 들어 친한 사람을 껴안기 위해 손을 뻗으려고 할 때 전거근(Serratus Anterior)을 사용합니다.

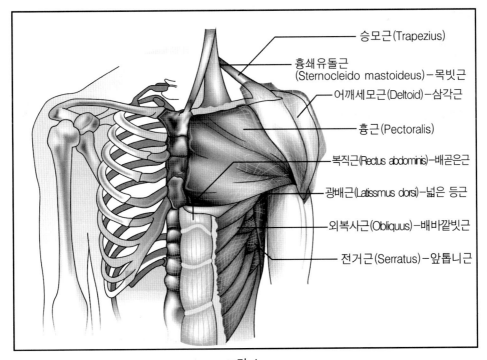

그림 4.

광배근(Latissimus dorsi)은 등을 긁기 위해 팔을 뒤로 움직이거나, 위에서 옆으로 내릴 때 기능을 합니다. 액와부 림프 절개 수술은 이 근육에 영향을 줄 수 있습니다. 의자에 앉았다 일어날 때 우리는 이 근육을 사용하여 의자를 밀어내기도 합니다. 광배근을 사용하여 유방 재건술을 할 수도 있는데 이로 인해 가슴이 앞으로 당겨질 수 있습니다.

양말과 신발을 신기 위해 몸을 앞으로 구부릴 때 복직근(Rectus abdominis)을 사용합니다. 이 근육은 식스팩을 만들기 위해 근력 운동을 하는 부위이기도 합니다. 복직근(Rectus abdominis)은 늑골에 부착되어 있어서 필라테스 호흡과 관련이 있습니다.

복직근(Rectus Abdominis)은 유방 절제 수술 후 횡직복근 피판술(TRAM)을 위해 복부 부위의 지방과 함께 유방 성형에 사용됩니다. 복직근(Rectus Abdominis)을 유방 재건에 사용하기 때문에 코어의 힘을 발휘하는 데 안 좋은 영향을 주고 나중에 허리의 문제를 일으킬 수도 있습니다.

필라테스를 통해 이 모든 근육을 재활할 수 있다는 것은 반가운 일이 아닐 수 없습니다.

필라테스는 어떻게 도움을 주는가?

필라테스는 어깨뼈(견갑골) 근육을 작동함으로써 견관절 가동성을 촉진하고 어깨뼈를 안정시킵니다. 필라테스의 많은 운동 중에서도 가위 동작(Scissors), 인어 동작(Mermaid), 막대 들어올리기(Cane Raises), 어깨뼈 올리기와 내리기(Scapula Elevation and Depression), 그리고 어깨뼈 내밀기와 오므리기(Scapula Protraction and Retraction)와 같은 운동들은 위에서 언급한 각각의 근육들을 이완시키고 강화시켜 줄 것입니다.

필라테스는 '파워하우스'라고 하는 네 개의 코어 근육을 사용하는 동작들을 사용합니다. 이 네 개의 근육은 횡복근(Transverse abdominis), 다열근(Multifidus), 골반저근(Pelvic floor), 횡격막(Diap-hragm)을 말합니다.

횡복근(Transverse Abdominis)(그림 5)은 복근을 끌어당기기 위해 몸통 주변의 코르셋과 같은 역할을 합니다. 이 근육은 복근 그룹 중에서 가장 깊은 곳에 있습니다. 복부를 수축할 때, 횡복근(Transverse abdominis)은 몸통을 안정시키기 위해 등에 있는 다열근(Multifidus)(그림 5)과 함께 활성화 작용을 합니다. 다열근(Multifidus)은 척추를 따라 좌우에 있는 작은 근육들을 말합니다.

골반기저근육(Pelvic floor muscles))의 기능(그림 5)은 소변과 대변의 흐름을 포함한 복부의 내용물을 중력에 저항하여 유지하는 역할을 합니다. 골반기저근육은 횡격막과 함께 작동합니다.

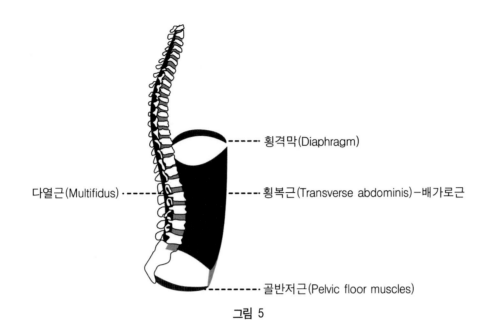

횡격막(Diaphragm)

다열근(Multifidus)

횡복근(Transverse abdominis)−배가로근

골반저근(Pelvic floor muscles)

그림 5

　흥미롭게도, 필라테스 모든 운동은 횡복근(Transverse Abdominis)을 활성화시킬 때 골반 기저 근육도 참여하게 됩니다. 이 근육들이 사용될 때는 실제적으로 느끼기가 어려울 수 있습니다. 만약 소변을 볼 때 소변의 흐름을 멈출 수 있다면 여러분은 골반 기저 근육을 활성화시킨 것입니다. 내전근(Adductor)을 사용하여 무릎 사이의 공을 쥐어짜는 동작을 할 때 골반기저근을 활성화하는 데 도움을 줄 수 있습니다. 나이가 들수록, 특정한 의학적 조건이나 임신 후 골반 기저 근육의 힘과 지구력이 떨어져 방광 조절에 문제가 생기는 경향이 있습니다.

　마지막으로, 횡격막(Diaphragm)(그림 5)은 호흡의 기본 근육입니다. 횡경막(Diaphragm)도 횡복근(Transverse Abdominis)와 함께 작동됩니다. 필라테스 호흡은 흉곽 호흡이라고 불리는데, 그 이유는 이 호흡 방법이 흉곽과 가슴을 3차원(앞, 옆, 뒤까지)으로 확장하여 대흉근(Pectoralis major)을 팽팽하게 신전시키는 호흡법이기 때문입니다. 필라테스 호흡은 움직임을 용이하게 해주고, 폐용량을 개선하며, 정신을 집중시킬 수 있습니다.

　이 네 개의 근육은 모두 척추와 연결되어 척추 안정성을 강화합니다. 코어를 활성화시키는 방법을 익히면 물건 들어올리기, 걷기, 달리기, 점프 등을 할 때 척추를 안정화시키는 데 도움이 될 것입니다. 또한 횡직복근 피판술(TRAM) 이후에 복부가 약해져서 등에 문제를 일으키거나 신발 끈을 묶거나 구부릴 때처럼 몸통을 앞으로 움직이는 능력이 저하되는 문제를 막을 수 있습니다.

이 네 개의 근육을 운동시키는 것은 자세 향상에도 도움이 됩니다. 좋은 자세는 여러분이 힘찬 위치에서 시작할 수 있도록 합니다. 유방암 수술 후, 팔은 마치 부러진 날개처럼 옆에 놓이는 경향이 있습니다. 또 유방과 림프절이 제거된 겨드랑이 부위에 생기는 경직과 통증으로 인해 등이 앞으로 숙여지는 자세가 만들어질 수 있습니다. 필라테스를 통해 가슴을 열고 허리를 곧게 펴는 것은 호흡, 유연성, 등과 어깨의 유연성을 회복하는 데 중요합니다. 게다가 적절한 자세는 여러분이 앞으로 다른 문제들을 피할 수 있도록 도와줄 수 있습니다. 예를 들어, 구부정한 자세는 허리 디스크에 많은 압력을 가합니다. 이 자세로 앉아 8시간 동안 일한다면 몸에 무슨 일이 일어나고 있는지 상상해 보세요!

필라테스는 여러분에게 많은 근육을 사용하기 보다는 코어의 힘을 개발하고 사용하는 것을 가르쳐 줍니다. 이를 통해 어깨가 이완되고 목과 머리가 더 쉽게 움직일 수 있으며, 엉덩이, 다리, 발 등에 가해지는 스트레스를 해소합니다. 압박된 장기의 스트레스를 해소하고 혈액순환을 개선합니다.

이 책을 활용하는 방법

이 책에는 필라테스를 준비하는 스트레칭 파트와 네 개의 다른 필라테스 프로그램으로 구성되어 있습니다. 각 프로그램은 세 단계로 나뉩니다. 1단계 운동은 운동 범위를 개선하는 데 도움이 됩니다. 2단계와 3단계 운동은 신체의 힘과 지구력을 향상시키도록 고안되었습니다. 각 단계를 순서대로 진행하면 안전하게 진전하면서 새로운 과제를 습득하는 데 도움이 됩니다. 신체가 말하는 바에 귀를 기울이세요. 수술 후 부작용으로 인해 프로그램을 1단계 이상 할 수 없더라도 괜찮습니다. 항암 치료로 인한 부작용은 특히 쇠약해질 수 있으므로, 자신의 페이스를 유지하고 필요할 때 휴식을 취하십시오.

- **파트** II: 스트레치(Stretches): 스트레치에서는 어깨와 목에 초점을 맞추었는데, 수술 후 종종 꽉 조이고 어깨의 움직임이 어려울 수 있습니다. 따뜻한 물로 샤워를 하고 운동 전·후에 스트레치 운동 동작을 하세요.

- **파트** III: 매트 필라테스(Mat Pilates): 만약 매트로 전환할 수 있다면, 이 프로그램은 당신을 위한 것입니다. 반듯하게 매트에 누우면 긴장을 풀고 바닥에 닿은 근육을 느

끼도록 합니다.

- **파트 IV: 유방 재건 수술 프로그램(TRAM or DIEP Flap Program):** 이 프로그램은 복부를 사용한 유방암 재건 수술을 받았을 때 유용한 필라테스 기법입니다.

- **파트 V: 체어 필라테스(Chair Pilates):** 만약 아직 매트에서 동작을 하기 힘들거나 서 있기가 불안정하다면, 이 프로그램으로 시작하세요.

- **파트 VI: 스탠딩 필라테스(Standing Pilates):** 체중 부하 운동을 늘리고 균형을 개선하려는 사람들에게 더 도전적인 프로그램입니다.

현재 상황에 가장 적합하고 가장 편안함을 느끼는 섹션을 선택하여 시작합니다. 예를 들어 바닥으로 내려갈 수 없거나 몸을 구부리는 데 어려움이 있는 경우, 체어 필라테스(Chair Pilates)가 효과적일 것입니다. 체중 부하 운동(중력에 대항하여 근육과 뼈를 작동시키는 발과 다리에서 하는 모든 활동)을 통해 건강한 뼈를 만들고 유지하고 싶고, 말초신경병증이나 발저림이 없다면 스탠딩 필라테스(Standing Pilates)도 훌륭한 선택입니다.

자신에게 친절하고 자신의 몸에 귀를 기울이는 것이 필요합니다. 점진적으로 시작하는 것이 중요하고 도중에 통증을 느끼게 되면 그것은 너무 과하게 운동을 하고 있다는 신호라고 생각하십시오. 1부터 10까지의 척도로 보면 1은 매우 가벼운 불편함, 10은 출산할 때와 같은 매우 심한 고통입니다. 따라서 당신이 3~5 사이의 고통을 느낀다면 적당하게 운동하고 있다고 할 수 있습니다.

약간 가벼운 불편함은 큰 문제가 없지만, 심하게 통증을 느낀다면 즉시 그 동작을 멈추어야 합니다. 필라테스 호흡의 특징인 깊은 호흡은 좀 더 어려운 동작들은 하도록 이끌어 줄 것입니다. 동작을 하는 도중에 가볍게 잡아당기는 느낌은 상관이 없으나, 통증이 있어서는 안 된다는 것을 기억하십시오.

여러분이 처음 이 운동을 시작할 때는 겨우 3~4개의 운동 정도만 해낼 수 있을 지 모릅니다. 우리는 여러분에게 강제로 이 책의 모든 내용을 습득하도록 하려는 것이 아니라 단지 필요에 의해 선택하도록 하려는 것입니다. 근력과 지구력이 회복됨에 따라 점진적으로 운동 횟수를 점차 늘려나가면 됩니다.

매일 또는 매주 가능한 한 자주 운동을 하세요. 운동을 꾸준히 하고 자주 하면 할수록 더욱 좋은 기분을 느낄 수 있을 것입니다.

필라테스 시작 준비

- 연습을 위한 조용한 장소를 마련합니다. 잔잔한 음악이나 앱으로 받을 수 있는 고요한 음향을 통해 마음을 진정시키는 데 도움을 받을 수 있습니다.
- 척추와 허리의 충격을 완화하기 위해 바닥에 수건이나 요가 또는 필라테스 매트를 놓을 충분한 공간이 있는지 확인하십시오.
- 자유롭게 움직일 수 있도록 느슨하고 편안한 옷을 입으세요.
- 매트 필라테스는 보통 신발이나 양말을 신지 않고 맨발로 합니다. 그러나 체어 필라테스(Chair Pilates) 또는 스탠딩 필라테스(Standing Pilates)를 할 때는 신발을 신을 수 있습니다.

필라테스를 하기 위해 비싼 도구를 많이 살 필요는 없습니다. 수건, 베개, 도웰(dowel) 또는 폴대(poles)와 같이 집 주변에서 쉽게 찾을 수 있는 소품들을 쓸 수도 있습니다. 아령을 사는 대신에 수프 캔이나 플라스틱 물병에 물을 채워서 시작해도 됩니다.

체력이 회복되면 다음과 같은 소품이 유용할 수 있습니다.

- 필라테스 매트나 목욕 타월: 필라테스 매트는 요가 매트보다 더 두껍습니다.
- 패드, 작은 베개, 수건, 블록 또는 기타 받침대를 정확하게 머리 아래 목 위치에 놓습니다: 재건 수술을 한 유방을 보호하기 위해서 또는 엎드려 누운 자세에서 필라테스를 할 경우 사용합니다.
- 침대 베개: 체어 필라테스를 하는 경우 필요하면 허리 뒤에 놓고 사용합니다.
- 탄력 밴드(Resistance band)

필라테스 프로그램을 시작하기 전에 항상 의사 또는 의료 제공자와 상의하십시오. 특히 항암 치료를 받을 때, 운동 중이나 운동 후 모두 다음과 같은 증상이 있으면 운동을 중단하고 의사에게 연락하십시오.
- 방향 감각 상실
- 흐릿한 시력이나 실신
- 특이하거나 갑작스러운 호흡 곤란
- 두근거림이나 가슴 통증
- 근육 경련
- 어지러움
- 메스꺼움이나 구토가 갑자기 나타남
- 불규칙한 심장 박동
- 다리/종아리 통증
- 갑작스런 근육 쇠약이나 피로

- 아령(1~2파운드)
- 웨이트 볼(Weighted balls): 토닝 볼(Toning ball)
- 매직 서클(Magic Circle): 서클링(circle Ring)
- 도웰(Dowel) 또는 폴대(pole): 짐 스틱
- 플레이 그라운드 볼(Playground ball): 지름 대략 18cm 정도의 중간 크기의 공

짐 볼(Large-sized therapy ball): 크기는 키에 따라 다릅니다. 지름 55~65cm공은 키가 대략 158~172cm인 사람에게 적합합니다.

주의 사항

1. 필라테스 전후 스트레치를 하거나 몸을 따뜻하게 하기 위해 따뜻한 물로 샤워를 합니다.
2. 필라테스 원리를 복습하여 각 운동에서 무엇이 중요한지 이해하도록 합니다.
3. 각 운동의 지침을 주의 깊게 읽고 필요한 소품을 기록하고 필요한 경우 변형 운동을 실행합니다.
4. 한 번에 몇 가지 운동에 집중하고 더 어려운 운동으로 넘어가기 전에 숙달하도록 노력합니다.
5. 운동이 너무 어렵거나 고통스러운 경우에는 재활 치료사 또는 필라테스 강사에게 도움을 요청하거나, 반복 횟수를 줄이거나, 수술받은 팔을 내리거나, 운동을 멈추십시오. 절개되었던 부위가 낫기 전, 처음 몇 주 동안은 부드럽게 당기는 것을 느낄 수 있습니다. 운동을 하는 동안 항상 심호흡을 하고 서두르지 말아야 합니다.
6. 신체의 힘과 지구력을 기르기 위해 매일 2~3회 운동합니다.
7. 팔의 피로를 방지하기 위해 항상 다리에 힘을 주는 운동과 팔에 초점을 맞춘 운동을 번갈아 하고 필요할 때는 휴식을 취합니다.
8. 운동 목표 범위가 달성되고 1단계 운동이 편안해지면 2단계와 3단계 운동을 통해 더 강화시킵니다. 림프부종이 발생할 위험이 있는 경우, 특히 2단계 또는 3단계에서는 아령 또는 밴드를 사용하여 운동을 수행할 때 압박 밴드 및 압박 장갑 착용해야 합니다.
9. 코를 통해 숨을 들이마시고 입으로 내쉬면서 숨을 쉬는 것을 항상 기억합니다.

10. 수분을 유지하기 위해 물을 많이 마셔야 합니다.

11. 습관을 만드는데 보통 최소 4주가 걸립니다. 운동하는 동안 인내심을 가지고 계속 해야 합니다.

필라테스의 기본 원리

필라테스의 원리는 각 필라테스 운동을 정확하고 안전하게 수행할 수 있도록 안내합니다. 운동을 올바르게 실행하여 정확한 시작 위치에 중점을 둡니다. 필라테스에는 낭비되는 움직임이 없습니다. 필라테스 동작들은 100회(Hundreds) 자세를 제외하고 5~8회 이하로 반복합니다. 각각의 운동 동작을 진행하는 동안 호흡은 매우 중요합니다.

먼저 올바른 동작 패턴에 집중한 다음 필라테스 호흡을 추가하세요. 만약 필라테스를 해본 적이 없다면, 이 과정이 생각할 것이 많다고 느낄 수 있습니다. 가능하다면, 필라테스를 먼저 훈련받은 사람과 함께 운동을 해서 올바른 방법으로 운동하기를 추천합니다.

1) 호흡

호흡은 혈액에 산소를 공급하고 몸과 마음을 연결합니다. 호흡은 교감신경계의 "싸움 도주 반응(fight or flight)"과 부교감신경계 "진정(calming)" 사이의 연결고리입니다.

필라테스 호흡은 긴장을 풀고, 집중력을 향상시키며 근육을 활성화시키는 데 도움을 줍니다. 각각의 호흡은 필라테스에서 운동을 시작하고 움직임을 지지하는데 사용됩니다. 모든 필라테스 움직임과 호흡은 연결되어 있습니다. 필라테스의 호흡법은 호흡을 준비할 때 숨을 들이마시는 것과 운동 시 숨을 내쉬는 것을 의미합니다. 하지만 이것은 운동마다 다를 수 있습니다.

필라테스 호흡은 숨을 들이마실 때와 내쉴 때 갈비뼈도 팽창하고 수축하는 과정에서 같이 움직이기 때문에 '흉곽 호흡' 또는 늑골 호흡으로도 부릅니다. 마치 장미 향기를 코로 맡을 때처럼 숨을 들이쉴 때, 가슴에 손을 대어보면 늑골의 팽창을 느낄 수 있을 것입니다. 촛불을 끌 때처럼 숨을 내쉬면서 배를 척추 쪽으로 끌어당깁니다. 이것은 횡복근(Transverse abdominis muscle)을 활성화시키는 것입니다. 더 깊이 숨을 내쉴수록 이 근육은 더 활성화됩니다. 횡복근의 활성화는 복부의 미묘한 조임과 비슷하기 때문에 매우 부드럽고 천천히 느껴져야 합니다. 허리 아랫부분과 골반은 움직이지 않아야 합니다. 엉덩이와 허벅지는 긴장을 풀어야 합니다.

필라테스는 호흡과 움직임을 조정하는 것이 목표입니다. 처음에는 어려울 수 있지만 꾸준히 시도해 보세요. 만약 어지러움을 느끼면 숨을 참지 말고 계속 숨을 쉬세요.

> 흉곽 호흡과 복부 운동은 흉터 조직이 회복되면서 가슴뼈를 확장할 수 있게 되었습니다.
> – 베스 마스트(Beth Mast)

2) 집중

모든 동작에 의도적으로 집중하여야 합니다. 동작이 익숙해질 때, 눈을 감으면 각각의 운동을 더 많이 느낄 수 있습니다. 수술 후에는 근육이 제대로 작용하는지를 느끼기 어려울 수 있습니다. 이 과정에서 눈을 감으면 신체에 귀를 기울이면서 신체가 바르게 움직이는지 정신을 집중시킬 수 있습니다.

3) 조절

조절이란 운동하는 동안 적절한 자세와 신체 정렬을 하도록 노력을 한다는 의미입니다. 신체가 어수선하게 되는 것을 바라지는 않겠지요. 동작 중에 근육의 경련, 떨림, 조이는 느낌 또는 통증이 있으면 신체를 원하는 대로 조절하지 못하고 있는 것입니다. 조절력을 다시 회복하려면 움직임을 제한하여 운동 동작을 보다 작게 할 수 있습니다.

4) 중심

필라테스의 모든 움직임은 '파워하우스', 즉 코어에서 나옵니다. 이것은 앞에서 설명한 복부 근육을 말합니다. 파워하우스를 올바르게 사용하는 법을 배우면 자세가 좋아지고 척추가 안정되며 움직임의 질이 향상됩니다. 그러므로 복부 운동이 중요합니다. 각 운동에는 횡격막, 횡복근, 골반저근 및 다열근이 통합된 운동입니다. 허리 둘레에 코르셋을 착용하는 것을 상상해 보면 이 근육들을 활성화하는 데 도움이 됩니다.

5) 정밀도

모든 운동 동작은 정밀하게 그리고 올바른 자세를 유지하는 데 초점을 두고 수행해야 합니다. 적절한 시작 위치와 자세는 중요하기 때문에 가속이 붙지 않도록 천천히 동작을 실행하는 것이 중요합니다.

6) 균형 잡힌 근육 발달

신체의 어느 한쪽을 운동하였다면 반대편 쪽도 반드시 운동을 해야 합니다. 예를 들어 처음에 오른팔로 동작을 한다면, 다음은 왼팔 동작을 해야 합니다.

7) 리듬/흐름

필라테스의 모든 동작은 리듬감을 가지고 이루어집니다. 동작이 우아하고 부드러워야 합니다.

8) 전신 운동

전신 운동은 호흡, 코어의 결합, 그리고 팔과 다리의 사용을 통해 진행되는 운동입니다. (어떤 경우에는 팔, 다리를 사용하지 않을 수 있습니다.)

9) 이완

호흡은 온몸의 근육 이완에 도움이 됩니다. 운동을 시작하기 전에 불필요한 긴장을 풀어야 합니다. 신체의 어느 한 부분을 운동할 때 다른 신체 부위는 이완시켜 줍니다.

의사가 알려주는 기본 수칙

보형물을 이용한 유방 재건 프로그램을 진행 중인 경우, 의사의 지침을 준수하고 팔과 어깨를 일직선이 될 정도로 90도만 들어 올리고 의사의 허가를 받을 때까지 아령이나 탄력 밴드(Resistance bend)를 사용하지 마십시오.

빈혈(Anemia: low red blood cell count)

빈혈은 당신의 지구력에 영향을 미칠 수 있습니다. 운동을 축소해야 할 수도 있습니다.

척추전반전위증(spondylolisthesis), 척추관협착증(spinal stenosis), 척추관절염(spinal arthritis)과 같은 허리 문제 및 질환

디스크 부상과 천장관절증후군에 대해서는 의사와 상의한 후 진행하기 바랍니다. 중립 척추(Neutral spine) 자세는 적합하지 않을 수도 있습니다. 의사의 소견에 따라 모든 운동 대신에 각인 척추(Imprinted spine) 자세를 실시할 수 있습니다.

림프부종(Lymphedema)

림프부종이 있거나 위험이 있다면 림프부종 전문 치료사와 연계하여 운동을 지나치게 하지 않도록 하는 것이 현명합니다. 운동할 때는 압박 소매나 장갑을 착용하는 것을 추천합니다.

상체를 움직일 때는 중량이 없는 상태 또는 가벼운 중량으로 하여야 합니다. 동작을 바르게 하는 방법을 이해할 때까지는 중량 없이 운동하세요.

인어 자세(Mermaid), 팔다리 번갈아 들어올리기(Alternate Arm and Leg Lift), 고양이 자세(Cat Stretch), 백조 자세(Swan)와 같은 운동은 팔에 많은 하중을 주기 때문에 처음에는 너무 힘들 수 있습니다.

옆으로 누운 자세를 수행할 경우, 수술 받은 팔(움직일 수 없을 수 있음)을 편안한 위치로 낮춰야 합니다. 옆으로 눕는 운동이 편하지 않다면 그 동작은 제외하여야 합니다. 중량과 반복 횟수를 동시에 늘려서는 안 되며, 상체 운동은 하체 운동과 교대로 실시해야 합니다.

전이 암(Metastatic Cancer)

암이 고관절이나 척추로 전이된 경우 골다공증이 있을 때는 주의해야 할 사항을 염두에 두어야 합니다. 체어 필라테스를 하는 것이 좋습니다.

호중구감소증(Neutropenia: low white blood cell count)

호중구가 감소하면 감염이 될 염려가 있으므로 38℃ 이상의 열이 있다면 운동은 피해야 합니다.

골다공증(Osteoporosis)

항암 치료와 아로마테아제 억제제로 인한 부작용으로 조기 폐경을 겪는 생존자들에게는 골다공증의 위험이 있습니다. 골밀도 측정 검사(DEXA)를 하고 의사와 상담을 한 후 운동을 진행하도록 하세요.

많은 필라테스 운동은 척추의 움직임과 척추를 앞으로 구부리는 것에 중점을 두기 때문에 척추의 골다공증이 있는 경우에서 운동 금기 사항에 해당됩니다. 체어 필라테스 프로그램은 골다공증이 있는 여성에게 좋은 선택입니다. 안전을 위해 지시를 따르면서 진행한다면 스탠딩 필라테스 프로그램도 좋은 선택이 될 수 있습니다.

척추의 골밀도가 낮으면 누워 있는 상태에서 머리를 바닥으로부터 들면서 일어나지 말고 척추를 오른쪽이나 왼쪽으로 굴리거나 옆으로 구부리면서 일어나세요. 매트 위에 머리를 고정하고 운동할 수 있도록 운동을 수정합니다. 이렇게 하더라도 코어 운동은 할 수 있습니다.

고관절에 골다공증이 있다면, 다리를 옆으로 드는 운동 동작의 범위를 작게 하거나 아예 하지 않도록 합니다.

말초신경증(Peripheral neuropathy)

말초신경장애는 손발을 약하게 할 뿐만 아니라 감각을 마비시킬 수 있습니다. 해당 부위의 감각이 무뎌졌을 수 있으므로 매일 발을 확인하는 것이 중요합니다. 필라테스는 보통 맨발로 진행되기 때문에 움직일 때 주의하세요. 움직일 때 넘어질 위험을 줄이기 위해 미끄러지지 않는 발바닥이 있는 신발을 신는 것이 좋습니다. 앉아서 필라테스 동작을 하는 것 또한 좋은 선택일 수 있습니다. 평형성에 문제가 있으면 스탠딩 필라테스는 안전하지 않을 수 있습니다.

혈소판감소증(Thrombocytopenia: low platelet count)

혈소판감소증은 타박상이나 출혈의 위험을 증가시킬 수 있습니다. 부상 또는 추락 위험이 높은 활동은 피해야 합니다. 이런 문제를 가지고 있다면 체어 프로그램을 선택하는 것이 좋습니다.

손목 또는 손 부상(Wrist or hand injuries)

손목이나 손 부상이 있는 경우, 손목이 체중을 지지하지 않도록 하거나 손목 대신 팔뚝에 체중을 지지하도록 합니다. 팔다리 번갈아 들어올리기(Alternate Arm and Leg Lift) 또는 고양이 스트레치(Cat Stretch)는 손에 무리를 주므로 하지 않도록 합니다. 피트니스 장갑(WAGs)을 착용하여 손목을 보호할 수 있습니다.

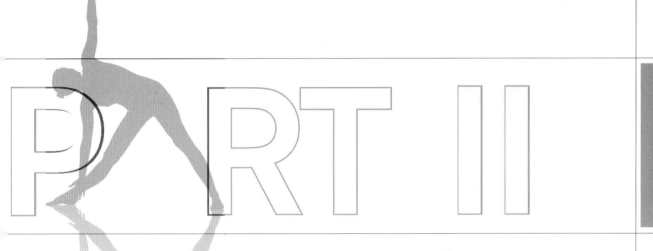

스트레치(Stretches)

　스트레칭는 관절의 유연성이나 운동 범위를 향상하는데 도움이 됩니다. 스트레치는 운동을 시작하기 전에 목, 어깨 그리고 등의 긴장을 풀기 위해 실시합니다.

　이 스트레치 운동은 의사로부터 허락을 받은 경우 할 수 있습니다. 3분에서 5분 정도 제자리 걸음을 걷거나 따뜻한 물로 샤워를 하여 몸을 따뜻하게 합니다. 필라테스 운동 전후로 스트레치를 하세요. 절개 부위에 팽팽하게 당기는 통증(tension)이 느껴질 때는 이 통증이 완화될 때까지 호흡하세요. 이 프로그램을 시작할 경우 통증이 있는 부분까지 진행하지 않도록 합니다. 각 스트레치를 10초에서 20초 동안 유지한 다음, 한 번에 20초에서 30초씩 증가시킵니다. 처음에 몇 초만 버틸 수 있다면 그것만으로도 좋습니다. 5회에서 10회 반복합니다.

목 스트레치: No 스트레치(Neck Stretches: No Stretch)

- **운동 목표**: 목 스트레치는 운전하거나 길을 걸을 때 목을 더 쉽게 움직일 수 있게 해줍니다.
- **제한 사항**: 목 관련 질병이나 증상이 있는 경우 의사와 상의합니다.
- **도구**: 없음.

▶ **준비 자세**:

골반 너비로 다리를 벌려 서거나 또는 앉습니다. 정면을 바라보며 목을 반듯하게 세웁니다. 턱을 약간 앞으로 숙여 가슴과 턱 사이에 오렌지가 들어갈 정도의 공간을 두도록 합니다.

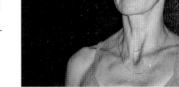

▶ **운동 방법**:

① 숨을 들이마시고, 내쉬면서 머리를 오른쪽 어깨너머를 보며 오른쪽으로 돌립니다.

② 이 자세를 10~20초 동안 유지하면서 호흡합니다. 숨을 들이마시면서 중앙으로 돌아갑니다. 왼쪽으로 반복하고 10~20 초 동안 유지하면서 왼쪽 어깨너머를 바라보며 호흡합니다. 이 동작은 매우 천천히 "아니오(No)"라고 고개를 젓는 것처럼 보입니다.

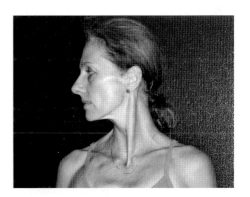

▶ **주의 사항**:

양쪽 어깨를 편안하게 유지하고 회전할 때 어깨를 들지 않도록 합니다.

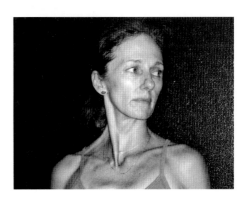

목 스트레치: Yes 스트레치(Neck Stretches: Yes Stretch)

- **운동 목표**: 목의 운동성을 향상하고, 옷장 위를 올려보거나 발아래로 고개를 숙이기 쉽도록 합니다.
- **제한 사항**: 목 관련 질병이나 증상이 있는 경우 의사와 상의합니다.
- **도구**: 없음.

▶ **준비 동작**:

① 골반 너비로 다리를 벌려 서거나 또는 앉습니다.
② 정면을 바라보며 목을 반듯하게 세웁니다.
③ 턱과 가슴 사이에 오렌지가 들어갈 정도의 공간을 두도록 합니다.

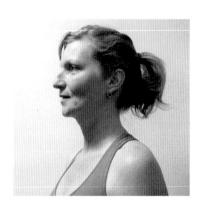

▶ **운동 방법**:

① 숨을 들이마시고, 숨을 내쉬면서 턱을 천장을 향해 위로 올립니다. 이 자세를 10~20초 동안 유지하면서 호흡합니다.
③ 숨을 들이마시고, 숨을 내쉬면서 턱을 바닥을 향해 아래로 내립니다. 이 자세를 10~20초 동안 유지하면서 호흡합니다.
이 운동은 아주 천천히 "예(Yes)"라고 고개를 끄덕이는 것처럼 보입니다.

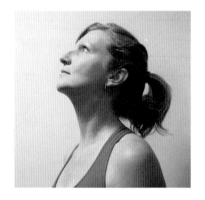

▶ **주의 사항**:

목을 움직일 때 어깨를 아래로 내린 상태를 유지합니다.

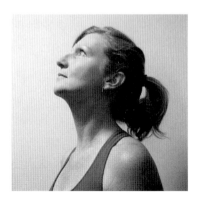

목 스트레치: 귀에서 어깨로(Neck Stretches: Ears to Shoulders)

■ **운동 목표**: 목과 어깨 사이의 부위를 이완시킵니다.

■ **제한 사항**: 목 관련 질병이나 증상이 있는 경우 의사와 먼저 상의하도록 합니다.

■ **도구** : 없음.

▶ **준비 동작**:

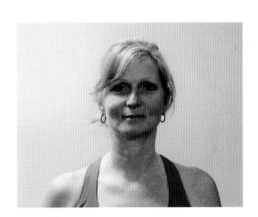

① 골반 너비로 다리를 벌려 서거나 또는 앉습니다.

② 정면을 바라보며 목을 반듯하게 세웁니다.

③ 턱과 가슴 사이의 공간을 둡니다.

▶ **운동 방법**:

① 숨을 들이마시고, 숨을 내쉬며 오른쪽 귀를 오른쪽 어깨 가까이 가도록 기울입니다.

② 이 자세를 10~20초 동안 유지하면서 호흡합니다.

③ 숨을 들이마시며 목을 중앙으로 되돌립니다.

④ 숨을 내쉬면서 왼쪽 귀를 왼쪽 어깨에 가까이 가져간 후 이 자세를 10~20초 동안 유지하면서 호흡합니다.

⑤ 숨을 들이마시며 목을 중앙으로 돌아옵니다.

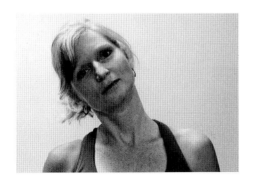
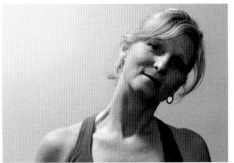

▶ 응용 동작

스트레치를 더 하려면, 오른손을 왼쪽 귀에 대고 머리를 오른쪽으로 부드럽게 당겨줍니다. 같은 동작을 왼쪽으로도 해줍니다.

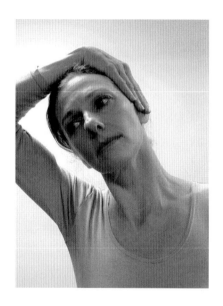 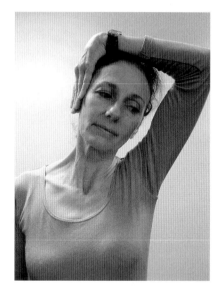

▶ 주의 사항:

통증이 느껴지지 않는 범위 내에서 천천히 부드럽게 진행합니다.

벽에 기대어 팔 올리기(Standing Wall Angels)

■ **운동 목표**: 대흉근과 소흉근을 이완하고 어깨 가동성을 향상시켜 줍니다. 새처럼 나는 동작을 하려면 이 근육들이 이완되어야 합니다. 이 스트레칭은 마스터하는 데 시간이 걸릴 수 있으므로 인내심을 갖고 하도록 합니다.

■ **제한 사항**: 유방 절제술 또는 보형물을 이용한 유방 재건 프로그램을 진행 중이거나 유방 재건 수술(TRAM 또는 DIEP)을 받은 경우 이 운동은 처음에 힘들 수 있습니다. 이런 경우에는 생략합니다.

■ **도구**: 벽

▶ **준비 자세**:

등을 벽에 기대고 발을 벽에서 15~30cm 떨어뜨립니다. 발을 골반 너비로 벌리고 평행하도록 섭니다.

팔을 벽에 대고 양팔이 골대 모양(Goalpost position)처럼 직사각형의 형태가 되도록 들어 올립니다.

정면을 바라보며 목을 반듯하게 세웁니다.

턱과 가슴에 공간을 둡니다.

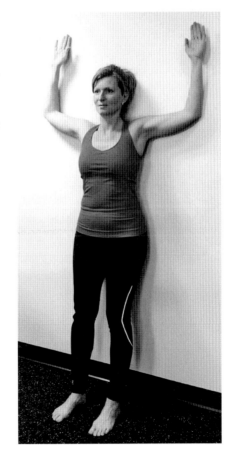

▶ 운동 방법:

숨을 들이마시고, 내쉬면서 팔이 거의 똑바로 될 때까지 벽을 따라 위로 밀어봅니다.

편안한 영역 내 가장 높은 지점에서 10~20초 동안 유지하면서 호흡합니다.

숨을 들이마시면서 처음 위치로 돌아갑니다.

▶ 주의 사항:

양쪽 견갑골이 벽에 같은 위치에 붙어 있도록 유지하고 어깨를 귀 쪽으로 들어 올리지 않도록 합니다.

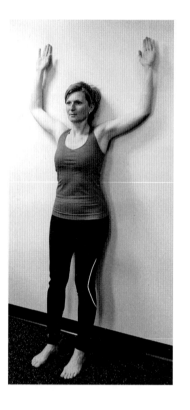

 "이 운동은 팔과 가슴을 펴는 데 정말 도움이 되었습니다."

-그레이스 T(Grace T).

앉아서 가슴 펴기(Seated Chest Opener)

- **운동 목표**: 가슴과 어깨 근육을 이완하고 중간 등 근육을 강화하여 자세를 개선합니다.
- **제한 사항**: 유방 절제술 또는 보형물을 이용한 유방 재건 프로그램을 진행 중이거나 유방 재건 수술(TRAM 또는 DIEP)을 받은 경우 변형 운동을 참고합니다.
- **도구**: 의자, 중간 크기의 공(선택 사항: 무릎 사이에 공을 놓고 꼭 조이면 골반저근과 횡복근을 활성화하는 데 도움이 됩니다.)

▶ **준비 자세:**

① 의자의 가장자리에 앉습니다.
② 귀 뒤에 손을 부드럽게 대고 깍지는 끼지 않습니다.

▶ **운동 방법:**

① 숨을 들이마시고, 날개처럼 팔꿈치를 양쪽으로 벌리며 숨을 내쉽니다. 견갑골 사이에 호두를 넣고 깨는 것을 상상해 봅니다. 팔꿈치가 많이 벌려지지 않을 수 있습니다.
② 그 자세로 숨을 들이마시고 내쉬면서 10~20초 동안 유지합니다. 등 뒤 근육이 자극되는 것이 느껴질 것입니다.
③ 숨을 들이마시며 팔꿈치를 처음 자세로 되돌립니다.

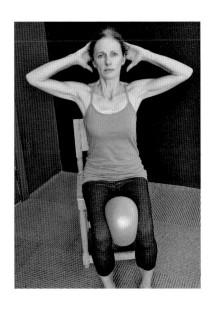
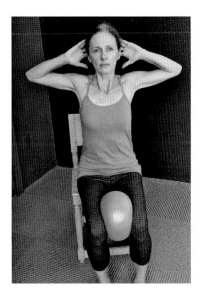

▶ 주의 사항:

통증이 없는 범위 내에서 팔꿈치를 벌립니다.

▶ 응용 동작:

두 손을 가슴에 대고 팔꿈치는 옆구리에 둡니다. 마치 날개를 펼친 것처럼 팔꿈치를 옆으로 올려줍니다. 그런 다음 천천히 내려 처음 자세로 돌아옵니다. 이 움직임은 작을 수 있습니다.

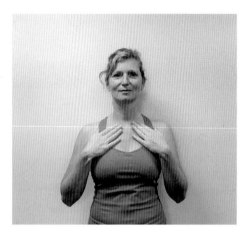 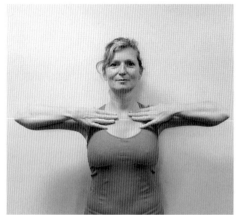

깍지 끼고 두 팔 들어올리기(Interlace Hands in Front and Over Head)

- ■ **운동 목표**: 손목, 팔뚝, 어깨, 등 위쪽을 이완시켜 줍니다.
- ■ **제한 사항**: 유방 절제술 또는 보형물을 이용한 유방 재건 프로그램을 진행 중이거나 유방 재건 수술(TRAM 또는 DIEP)을 받은 경우 팔을 지나치지 움직이지 않도록 합니다. 의사의 소견이 있을 때까지 팔을 90도 이상은 움직이지 않도록 합니다.
- ■ **도구**: 중간 크기의 공(선택 사항: 앉은 자세에서 동작을 수행하는 경우에는 무릎 사이에 공을 놓고 꽉 조이면 골반저근과 횡복근을 활성화하는 데 도움이 됩니다.)

▶ **준비 자세**:

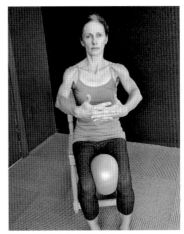

① 앉거나 서서 할 수 있습니다.

   앉기: 의자 가장자리에 앉습니다.

   서기: 골반 너비로 발을 벌리고 섭니다.

② 정면을 바라보고, 목을 반듯하게 세우고, 턱과 가슴 사이에 공간을 둡니다.

③ 두 팔을 앞쪽으로 펴고 깍지를 낍니다. 손바닥이 자신을 향하도록 합니다.

▶ **운동 방법**:

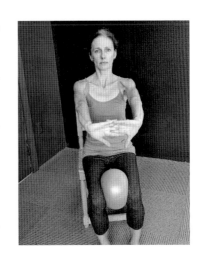

① 숨을 들이마시고, 숨을 내쉬며 두 팔을 머리 쪽으로 들어올립니다.

② 숨을 들이마시고, 숨을 내쉬면서 이 자세를 10~20초 동안 유지하며 호흡합니다.

③ 숨을 들이마시고, 숨을 내쉬며 준비 자세로 돌아갑니다.

④ 숨을 들이마시고, 숨을 내쉬며 손바닥을 뒤집어 몸의 바깥으로 향하도록 뻗습니다.

⑤ 숨을 들이마시고, 숨을 내쉬면서 이 자세를 10~20초 동안 유지하며 호흡합니다.

▶ 주의 사항:

어깨가 위로 들리지 않도록 유지하도록 합니다. 팔
을 위로 올릴 때 머리가 앞으로 움직이지 않도록 주
의합니다.

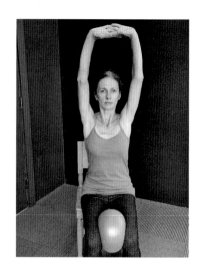

▶ 응용 동작: 강도를 줄이려면

손목과 어깨의 스트레치 강도를 줄이기 위해 팔꿈치를 구부립니다.

타월 스트레치: 옆구리 스트레치(Towel Stretches: Side Body Stretch)

- **운동 목표**: 수건을 이용한 스트레치는 근육을 이완하는 데 도움을 줍니다. 세면 또는 목욕용 수건을 사용하도록 합니다. 타월 스트레치 운동은 림프절이 제거되었을 수 있는 팔 아래의 겨드랑이 부위와 광배근(Latissimus dorsi)을 포함한 신체의 옆 근육 들을 다룹니다. 이 근육은 선반에서 무언가를 꺼내기 위해 손을 뻗을 때 중요합니 다.

- **제한 사항**: 척추에 골다공증이 있는 경우에는 이 운동을 권장하지 않습니다. 보형물 을 이용한 유방 재건 프로그램을 진행 중이거나 유방 재건 수술(TRAM 또는 DIEP) 을 받은 경우 의사의 지시가 있을 때까지 하지 않도록 합니다.

- **도구**: 세면 수건이나 목욕 수건, 중간 크기의 공(선택 사항: 앉은 자세에서 동작을 수행하는 경우에는 무릎 사이에 공을 놓고 꽉 조이면 골반저근과 횡복근을 활성화하 는 데 도움이 됩니다.)

▶ **준비 자세:**

① 앉거나 서서 할 수 있습니다.
    앉기: 팔걸이가 없는 의자의 가장자리 에 앉습니다.
    서기: 골반 너비로 발을 벌리고 섭니 다.
② 정면을 바라보고, 목을 반듯하게 세우 고, 턱과 가슴 사이에 공간을 둡니다.
③ 양손을 어깨너비로 벌려 수건을 수평 이 되게 잡습니다.

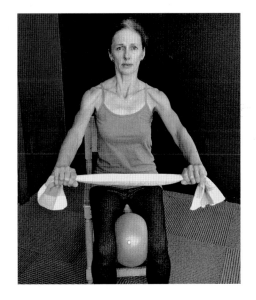

▶ 운동 방법:

① 숨을 들이마시고, 내쉬면서 수건을 머리 위로 올립니다.

② 숨을 들이마시고, 내쉬면서 두 팔을 올린 상태에서 오른쪽으로 기울입니다. 수건이 대각선 방향으로 오도록 합니다. 몸의 왼쪽 측면이 이완되는 것을 느낄 수 있습니다.

③ 이 자세를 10~20초 동안 유지하면서 호흡합니다.

④ 숨을 들이마시며 중앙으로 돌아오고, 숨을 내쉬며 왼쪽으로 기울입니다. 몸의 오른쪽 측면이 이완되는 것을 느낄 수 있습니다.

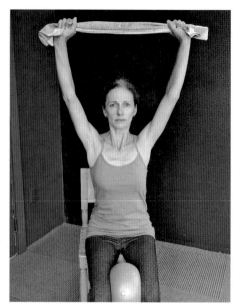

▶ 주의 사항:

양쪽 견갑골을 아래로 유지하고 통증이 없는 범위 내에서 운동합니다.

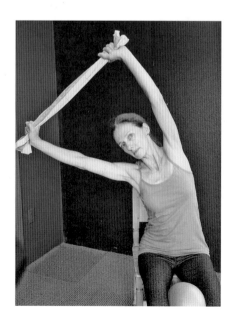
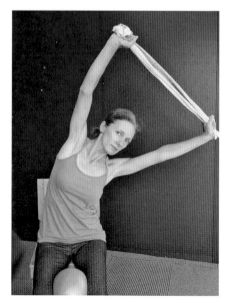

타월 스트레치: W 스트레치(Towel Stretches: 'W' Stretch)

- **운동 목표**: 조임이 있는 흉근을 이완시켜 주며 중간 승모근을 강화하여 자세를 개선합니다.
- **제한 사항**: 보형물을 이용한 유방 재건 프로그램을 진행 중이거나 유방 재건 수술(TRAM 또는 DIEP)을 받은 경우 의사의 지시가 있을 때까지 권장하지 않습니다.
- **도구**: 세면 수건이나 목욕 수건, 중간 크기의 공(선택 사항: 앉은 자세에서 동작을 수행하는 경우에는 무릎 사이에 공을 놓고 꽉 조이면 골반저근과 횡복근을 활성화하는 데 도움이 됩니다.)

▶ **준비 자세:**

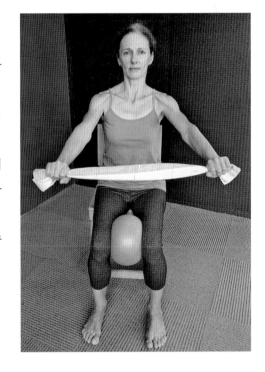

① 앉거나 서서 할 수 있습니다.

앉기: 팔걸이가 없는 의자의 가장자리에 앉습니다.

서기: 골반 너비로 발을 벌리고 섭니다.

② 정면을 바라보고, 목을 반듯하게 세우고, 턱과 가슴 사이에 공간을 둡니다.

③ 양손을 어깨너비로 벌려 수건을 수평이 되게 잡습니다.

▶ 운동 방법:

① 숨을 들이마시고, 내쉬면서 팔꿈치를 뒤로 구부려 'W' 모양을 만듭니다.

② 이 자세를 10~20초 동안 유지하면서 호흡합니다. 등 근육이 활성화되는 것을 느낄 것입니다.

③ 숨을 들이마시며 처음 자세로 돌아갑니다.

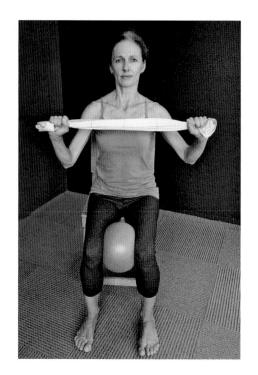

▶ 주의 사항:

통증이 아닌 약간의 불편함이 있는 지점까지만 가도록 합니다.

이 운동은 도전적일 수 있습니다.

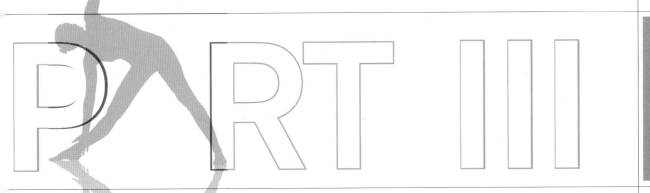

PART III

매트 필라테스 프로그램
(Mat Pilates Program)

　의사의 허락이 있는 경우, 수술 후 배액관(상처 부위, 수술 및 시술 부위 등 고름이나 용액, 혈액 등이 모인 것을 빼내기 위해 삽입한 관)이 있는 상태로 필라테스를 시작할 수 있습니다. 대략 수술 후 10~14일경 배액관이 제거될 때까지 주의하여 진행하도록 합니다. 배액관이 없거나 림프절 절개 없이 종양 절제술을 받았다면, 수술 후 첫날부터 필라테스를 시작할 수 있습니다. 바닥에 눕기 힘들 경우, 침대에서 실행할 수 있습니다.

　의사의 허락을 받았다 하더라도 2주 동안은 통증과 피로를 조절할 수 있는 범위 내에서만 운동하는 것이 중요합니다. 할 수 있는 것 이상으로 자신을 밀어붙이기보다는 필요한 경우 반복 횟수를 줄이거나 운동을 멈추는 것이 좋습니다. 유방암 환자를 위한 전문적인 교육을 받은 작업 치료사 또는 물리치료사와 함께 운동을 시작하는 것이 좋은 출발점이 될 수 있습니다.

　림프부종이 발생할 위험이 있는 경우, 의사와 상의 후 압박 밴드와 압박 장갑을 착용하도록 합니다. 아령을 사용할 때는 천천히 진행하되 무게와 운동 반복 횟수를 동시에 늘리지 않도록 합니다. 아령은 0.5kg 정도의 가벼운 것으로 시작합니다.

　보형물을 이용한 유방 재건 프로그램을 진행 중이거나 유방 재건 수술(TRAM 또는 DIEP)을 받은 경우, 의사의 허락이 있을 때까지 아령이나 탄력 밴드를 사용하지 않도록 하고, 일부 운동은 생략하거나 변형하도록 합니다.

　허리에 문제가 있는 경우, 항상 모든 운동 동작에 중립적인 척추(Neutral spine)가 아닌 각인된 척추(Imprinted spine)로 운동하도록 합니다. 골다공증이 척추나 다른 부위에 있다면 허리를 굽히거나 돌아서는 운동 동작은 피하도록 합니다.

　항암 치료를 받고 있다면 의사의 권고와 예방 조치를 준수해야 합니다.

1단계: 신체 보호

　다음의 운동 동작들을 몸의 양쪽에서 각각 3~5회 반복 실시합니다.

　이 단계는 약 2주 동안 또는 더 어려운 운동을 편안하게 진행할 때까지 지속합니다. 이 운동들은 다음 단계로 넘어가기에 앞서 쉽고 편안하게 할 수 있어야 합니다. 운동이 일상이 되도록 제시된 순서대로 실행해야 합니다.

　이 단계의 운동 목표는 가슴과 팔의 운동 범위와 유연성이 손실되지 않고 조직이 치유되는 것을 보장하는 것입니다. 이 단계의 운동에서는 팔이 어깨와 90° 각도로 정렬되는 범위까지만 움직이도록 하고, 수술받은 팔을 정상적으로 사용하여 양치질, 데오도란트 바르기, 식탁 닦기 등의 일상생활을 하는 것을 권장합니다.

운동의 2단계와 3단계로 넘어갈 때 1단계의 운동을 워밍업으로 실시하십시오.

- 골반 끌어당기기: 척추 중립 유지하기와 척추 바닥에 닿기(Pelvic Tilts: Neutral and Imprinted Spine)
- 호흡하기(Breathing)
- 목 풀어주기(Supine Neck Releases)
- 어깨뼈 올리고 내리기(Scapula Elevation and Depression)
- 어깨뼈 내밀고 당기기(Scapula Protraction and Retraction)
- 팔꿈치 굽히고 펴기(Elbow Flexion and Extension)
- 척추 들어올리기(Bridging)
- 발뒤꿈치 밀어내기(Heel Slides)
- 누운 자세에서 행진하기(Marching)
- 막대 들어올리기(Cane Raises)

2단계: 기능 회복

1단계 운동이 익숙해지고 의학적 승인을 받았다면, 2단계 운동을 적어도 2주 동안 일상에 추가합니다. 팔과 다리 운동을 번갈아 가며 실시함으로써 피로감을 줄입니다. 각 운동을 3~5회 반복으로 시작하여 점차 5~8회까지 증가합니다. 편안한 범위 내에서 운동하도록 합니다.

- 두 팔 교대로 올리기(Arm Scissors)
- 두 팔 유연 운동(Floating Arms)
- 테이블탑 자세에서 발 내리기(Toe Taps)
- 윗몸 일으키기 100회(Hundred, Feet Down)
- 옆으로 누운 자세에서 가슴 펴기(Side Lying Chest Opener, Part 1)
- 등 스트레치(Back Stretch)

이 운동들을 2주 동안 한 후 또는 편안할 때 다음을 추가합니다.

- 다리로 원 그리기(Leg Circles)
- 엎드려 발꿈치 구부리기(Single Leg Kick)
- 아기 백조 자세(Baby Swan)
- 인어 자세(Mermaid)

3단계: 근력 강화

1단계와 2단계에서 통증이나 불편함 없이 운동할 수 있게 되면 다음 운동을 규칙적으로 실행합니다. 각 운동은 3˜5회 반복으로 시작하여 점차 5~8회까지 증가시킵니다.

- 옆으로 누운 자세에서 회전근개 밀기(Side Lying Rotator Cuff Push)
- 옆으로 누운 자세에서 가슴 펴기(Side Lying Chest Opener, Part 2)
- 두 발로 킥하기(Double Leg Kick)
- 엎드린 자세에서 수영하기(Swimming)
- 옆으로 누운 자세에서 다리 회전하기(Side Lying Leg Series)
- 상체와 다리로 V자 만들기 100회(Hundred)
- 크로스 크리스(Criss Cross, Feet Down)

모든 운동 동작은 최대 5~8회 반복하는 것이 좋습니다. 그러나 사람마다 개인차가 있으므로 자신의 능력 범위 내에서 실행해야 합니다. 치료 부작용으로 신체의 힘과 지구력이 약해진 상태에서는 필라테스 운동이 힘들 수 있습니다. 매일의 컨디션이 다를 수 있으므로 자신의 상태를 체크하도록 합니다.

다음 사항을 기억하세요.

- 필라테스 전후에 스트레칭을 하거나 따뜻한 샤워를 하여 몸을 따뜻하게 해 줍니다.
- 머리 아래에 패드, 작은 베개나 수건 또는 블록을 놓으면 옆으로 눕거나 바로 누울 때 머리를 올바른 위치에 놓는 데 도움이 될 수 있습니다.
- 무릎 사이에 중간 크기의 공을 끼우면, 골반저근과 횡복근을 활성화하여 근육이 움직이는 것을 느낄 수 있도록 도와줍니다. 횡복근이 활성화되면 복부에서 떨림이 느껴집니다. 그러나 복부와 흉부 수술 후에 감각이 손상될 수 있습니다.
- 피로를 방지하기 위해 운동 시 항상 팔과 다리를 번갈아 가며 실행하고 필요하면 휴식을 취하도록 합니다.
- 수분을 유지하기 위해 물을 많이 마시도록 합니다.

누웠을 때 좋은 자세는? (등을 대고 누운 자세)

매트 필라테스를 시작하기 전에 자세를 점검하여 올바르게 시작하고 있는지 확인하십시오.

- 체크 리스트:

  발 앞쪽과 뒤꿈치에 같은 무게의 힘이 실려 있고, 발이 무릎과 정렬되어 있습니까? 발가락이 정면을 향하고 있습니까?

- 무릎 중앙이 가운뎃발가락과 정렬되어 있습니까? 양쪽 발에 같은 무게의 힘이 실어져 있습니까?

- 무릎과 엉덩이가 일직선으로 정렬되어 있습니까? (엉덩이에서 무릎까지 가상의 선을 그립니다.)

- 골반이 바닥과 수평을 이루고 중립에 있습니까? 또는 허리에 문제가 있는 경우 척추가 각인(Imprinted)되어 있습니까?

- 양쪽 엉덩이뼈(Hip bone)가 천장 방향인 위를 향하고 있습니까?

- 팔이 양옆에 놓여 있습니까?

- 어깨 선이 중립인가요? 귀 가까이까지 올라가지 않았습니까?

- 견갑골이(매트 위의 위치에서) 중립에 있고, 앞으로 밀리지 않았습니까?

- 흉곽이 편안하게 내려가 있습니까?

- 턱이 들리지 않고 목은 길게 뻗어 있습니까? 머리와 목이 척추와 일직선으로 정렬되어 있습니까? 목이 구부러져 있거나 머리가 너무 앞쪽으로 빠져 있지 않습니까? (등을 대고 누울 때 정렬이 어긋나거나 목이 아플 경우, 패드, 작은 베개, 수건 또는 블록을 머리 아래에 지지하여 올바른 자세를 취하도록 합니다.)

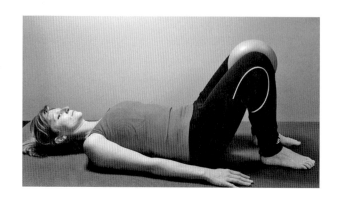

1단계

신체 보호

골반 끌어당기기: 척추 중립 유지하기와 척추 바닥에 닿기(Pelvic Tilts: Neutral and Imprinted Spine)

■ **운동 목표**: 골반의 중립(Neutral pelvic), 척추의 중립(Neutral spine) 및 척추의 각인 (Imprinted spine)을 찾는 방법을 배웁니다.

중립 척추(Neutral spine)는 척추의 세 곡선-경부(목), 흉부(중간), 요추(아래)-이 제 위치에 있고, 정렬이 잘 되어 있을 때 척추의 자연스러운 자세라고 할 수 있습니다. 이것은 척추의 가장 안정된 자세이며 부상의 위험을 줄일 수 있도록 모든 움직임을 지지하는 자세입니다. 중립 척추(Neutral spine)는 지침에서 보게 되는 대부분의 필라테스 운동에서 요구하는 이상적인 척추 자세일 뿐만 아니라 우리가 달성하려는 목표이기도 합니다. 척추의 중립 자세를 달성할 수 없다면 척추를 각인하도록 (imprinted) 합니다.

각인된 척추(Imprinted spine)는 허리를 평평하게 만들어 바닥과 틈이 없도록 붙이는 것입니다. 아래쪽 허리가 모래밭에 가라앉는 느낌을 상상하며 골반을 위를 향해 기울여 봅니다. 각인(Imprinting)은 두 다리를 바닥에서 들어 올려야 하는 필라테스 운동 또는 허리에 문제가 있는 경우에 실시하는 어떤 운동을 하더라도 허리를 보호하는 데 있어서 도움이 되는 자세입니다. 골반의 위치에 따라 척추의 자세가 결정됩니다.

■ **제한 사항**: 허리에 문제가 있는 경우, 모든 운동은 항상 각인된 척추로 실시합니다.

■ **도구**: 필요한 경우 패드, 작은 베개, 수건 또는 블록을 머리 아래에 둡니다.

중간 크기의 공(선택 사항: 무릎 사이에 공을 놓고 꽉 조이면 골반저근과 횡복근을 활성화하고 무릎이 쓰러지는 것을 방지하는 데 도움이 됩니다.)

▶ **준비 자세**:

① 바로 누운 자세로 양쪽 무릎은 구부려 세우고 발은 골반 너비로 벌려 바닥에 놓습니다.

② 양손의 약손가락과 새끼손가락을 엉덩이뼈에 올려놓고 집게손가락은 치골(Pubic bone)을 향하도록 하여 하트를 만듭니다.

③ 엄지손가락은 배꼽을 향하도록 합니다.

▶ **운동 방법:**

① 골반을 앞뒤로 여러 번 움직여서 양손이 같은 평면에 있고 바닥과 평행하게 되도록 합니다. 이것이 중립 골반입니다. 골반이 중립일 때 척추도 중립이 됩니다.

중립=엄지와 검지가 같은 평면에 있어야 하며 전반 경사와 후반 경사의 중간에 위치해야 합니다.

② 중립에서 허리가 바닥에 평평하도록 골반을 위아래로 부드럽게 기울입니다. 엄지손가락은 집게손가락보다 낮은 위치에 있게 될 것입니다. 이것이 척추의 각인(Imprinted Spine) 자세입니다.

● 각인=골반을 위 방향으로 부드럽게 기울입니다. 엄지손가락은 집게손가락보다 낮은 위치에 있게 될 것입니다. 이 자세는 다리를 바닥에서 들어 올리는 운동 또는 특정 자세에서 허리를 지지하는데 도움이 됩니다. 복부 근육을 사용하여 바닥으로 허리를 낮춘다고 생각하세요. 엉덩이나 허벅지에는 힘을 주지 말고 긴장을 풀어야 합니다.

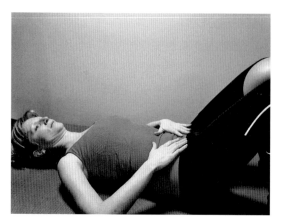

■ 척추의 중립 자세: 각인(Imprint) 자세를 하려면
화살표를 따라 움직입니다.

호흡하기(Breathing)

- **운동 목표**: 흉곽 호흡의 방법과 같은 필라테스 호흡법을 배우고, 가슴 부위를 이완하고 운동할 준비를 합니다. 이 호흡법은 유방암 수술 후 조임이 있는 대흉근을 늘리는 데 도움이 되며 횡복근을 활성화하는 방법을 배우는 데 도움이 됩니다. 가슴이나 겨드랑이 부위에 불편함을 느낀다면 이 호흡법을 사용하세요.
- **제한 사항**: 없음.
- **도구**: 필요한 경우 패드, 작은 베개, 수건 또는 블록을 머리 아래에 둡니다.
  중간 크기의 공(선택 사항: 무릎 사이에 공을 놓고 꽉 조이면 골반저근과 횡복근을 활성화하고 무릎이 쓰러지는 것을 방지하는 데 도움이 됩니다.)

▶ **준비 자세:**

① 바로 누운 자세로 무릎은 구부려 세우고 발은 골반 너비로 벌려 바닥에 놓습니다.
② 골반은 바닥과 수평을 이루고, 가능하면 중립에 있도록 합니다. 허리에 문제가 있는 경우 각인된 척추 자세를 취합니다.
③ 손은 흉곽 위에 올려놓습니다.

▶ **운동 방법:**

① 장미 향기를 맡듯이 숨을 들이시며 흉곽이 앞쪽, 옆쪽, 뒤쪽으로 확장되는 것을 느껴 보세요. 이를 흉곽 호흡이라고 합니다.
② 촛불을 끄듯이 숨을 내쉬며 흉곽이 작아지는 것을 느껴 봅니다. 이 동작은 올바른 근육을 활성화하고 이완을 촉진시키는 데 도움이 될 것입니다.

▶ **주의 사항:**

천천히 바닥에서 일어나세요. 많은 사람들이 심호흡에 익숙하지 않기 때문에 심호흡을 한 후 약간 어지러울 수 있습니다.

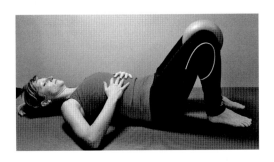

누운 자세에서 목 풀어주기(Supine Neck Releases)

- **운동 목표**: 목빗근과 같은 단단한 목 근육을 풀어주고 어깨의 유연성을 향상시킵니다.
- **제한 사항**: 목에 통증을 유발하는 문제가 있는 경우, 이 운동을 생략합니다.
- **도구**: 필요한 경우 패드, 작은 베개, 수건 또는 블록을 머리 아래에 둡니다.
  중간 크기의 공(선택 사항: 무릎 사이에 공을 놓고 꽉 조이면 골반저근과 횡복근을 활성화하고 무릎이 쓰러지는 것을 방지하는 데 도움이 됩니다.)

▶ 준비 자세:

① 바로 누운 자세로 양쪽 무릎은 구부려 세우고 발은 골반 너비로 벌려 바닥에 놓습니다.

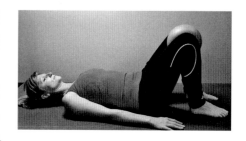

② 골반은 바닥과 수평을 이루고, 가능하면 중립에 있도록 합니다. 허리에 문제가 있는 경우 각인된 척추 자세를 취합니다.

③ 양팔은 양옆으로 편안하게 내려놓고 시선은 천장을 바라봅니다.

④ 팔은 양옆으로 길게 놓습니다.

▶ 운동 방법:

① 시작하면서 숨을 들이마시고, 숨을 내쉬면서 머리를 오른쪽으로 돌립니다.

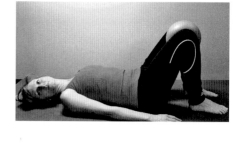

② 이 자세를 10~20초 동안 유지하면서 호흡합니다.

③ 숨을 들이마시면서 중앙으로 돌아갑니다.

④ 숨을 내쉬면서 동일한 방법으로 왼쪽도 해줍니다.

▶ 주의 사항:

목을 돌릴 때 양쪽 어깨는 바닥에 붙이고, 견갑골은 아래로 유지하도록 합니다.

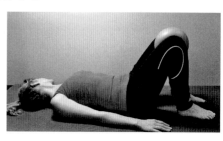

어깨뼈 들어올리고 내리기(Scapula Elevation and Depression)

- **운동 목표**: 상부 및 중간 승모근을 포함한 어깨뼈(견갑골) 근육을 풀어주고 어깨 운동을 준비합니다.
- **제한 사항**: 없음.

  도구 필요한 경우 패드, 작은 베개, 수건 또는 블록을 머리 아래에 둡니다.

  중간 크기의 공(선택 사항: 무릎 사이에 공을 놓고 꽉 조이면 골반저근과 횡복근을 활성화하고 무릎이 쓰러지는 것을 방지하는 데 도움이 됩니다.)

▶ **준비 자세:**

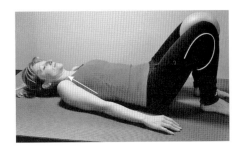

어깨뼈 올리기(Scapula Elevation)

① 바로 누운 자세로 무릎은 구부려 세우고 발은 골반 너비로 벌려 바닥에 놓습니다.
② 골반은 바닥과 수평을 이루고, 가능하면 중립에 있도록 합니다. 허리에 문제가 있는 경우 각인된 척추 자세를 취합니다.
③ 팔은 양옆으로 길게 놓습니다.

  이 운동은 팔을 길게 내려놓은 상태로 앉거나 선 자세로 할 수 있습니다.

▶ **운동 방법:**

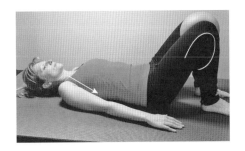

어깨뼈 내리기(Scapula Depression)

① 숨을 들이마시며 어깨뼈를 귀 쪽으로 올립니다. 이것이 어깨뼈 올리기(Scapula Elevation)입니다.
② 숨을 내쉬며, 어깨뼈를 아래로 내립니다. 이것이 어깨뼈 내리기(Scapula Depression)입니다. 견갑골이 부드럽게 미끄러져 뒷주머니 방향으로 움직이는 이미지를 떠올리세요.

▶ **주의 사항:**

  양쪽 어깨가 매트에 붙어 있도록 유지하면서 위아래로 움직입니다. 어깨가 앞으로 둥글게 말리지 않도록 주의합니다.

어깨뼈 내밀고 오므리기(Scapula Protraction and Retraction)

- **운동 목표**: 어깨 움직임을 준비하기 위해 필요한 전거근과 능형근과 같은 견갑골 근육을 강화시키기 위해서뿐만 아니라 움직임을 위해 준비하는 데 있어서 어깨를 풀어줍니다.

- **제한 사항**: 없음.

- **도구**: 필요한 경우 패드, 작은 베개, 수건 또는 블록을 머리 아래에 둡니다.
  중간 크기의 공(선택 사항: 무릎 사이에 공을 놓고 꽉 조이면 골반저근과 횡복근을 활성화하고 무릎이 쓰러지는 것을 방지하는 데 도움이 됩니다.)

▶ **준비 자세:**

① 바로 누운 자세로 무릎은 구부려 세우고 발은 골반 너비로 벌려 바닥에 놓습니다.

② 골반은 바닥과 수평을 이루고, 가능하면 중립에 있도록 합니다. 허리에 문제가 있는 경우 각인된 척추 자세를 취합니다.

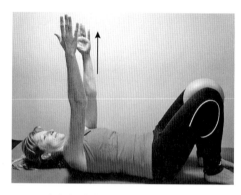

어깨뼈 내밀기(Scapula Protraction)

③ 팔과 어깨의 각도가 90° 각도를 넘지 않게 하여 손가락 끝이 천장을 향하도록 뻗습니다.

▶ **운동 방법:**

① 숨을 들이마시고 천장을 향해 손가락 끝을 뻗습니다. 어깨뼈가 매트에서 들어 올려질 것입니다. 이것이 어깨뼈 밀기(Scapula Protraction)입니다.

② 숨을 내쉬면서 어깨뼈를 모아줍니다. 어깨뼈에 호두를 넣고 깬다고 상상해 봅니다. 이것이 어깨뼈 당기기(Scapula Retraction)입니다.

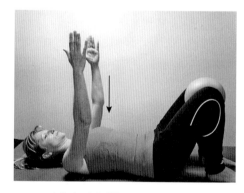

어깨뼈 당기기(Scapula Retraction)

▶ 응용 동작:

두 손 사이에 탄력 밴드를 잡고 늘려봅니다. 보형물을 이용한 유방 재건 프로그램을 받고 있거나 유방 재건 수술(TRAM 또는 DIEP)을 받은 경우 의사의 허락이 있을 때까지 탄력 밴드를 사용하지 않도록 합니다.

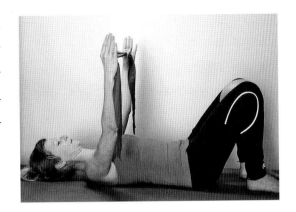

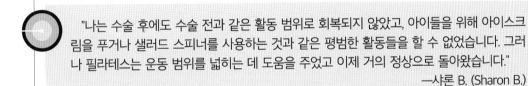

"나는 수술 후에도 수술 전과 같은 활동 범위로 회복되지 않았고, 아이들을 위해 아이스크림을 푸거나 샐러드 스피너를 사용하는 것과 같은 평범한 활동들을 할 수 없었습니다. 그러나 필라테스는 운동 범위를 넓히는 데 도움을 주었고 이제 거의 정상으로 돌아왔습니다."

—샤론 B. (Sharon B.)

팔꿈치 굽히고 펴기(Elbow Flexion and Extension)

- **운동 목표**: 수술 후 팔이 붓는 것을 줄이고 동작 범위를 유지합니다.
- **제한 사항**: 없음.
- **도구**: 필요한 경우 패드, 작은 베개, 수건 또는 블록을 머리 아래에 둡니다.
  중간 크기의 공(선택 사항: 무릎 사이에 공을 놓고 꽉 조이면 골반저근과 횡복근을 활성화하고 무릎이 쓰러지는 것을 방지하는 데 도움이 됩니다.)
  서클링, 공, 수건, 폴대나 우산과 같은 긴 막대를 양손으로 잡습니다.

▶ 준비 자세:

① 바로 누운 자세로 무릎은 구부려 세우고 발은 골반 너비로 벌려 바닥에 놓습니다.
② 골반은 바닥과 수평을 이루고, 가능하면 중립에 있도록 합니다. 허리에 문제가 있는 경우 각인된 척추 자세를 취합니다.
③ 팔꿈치를 살짝 구부린 상태에서 손끝을 위로 향하여 서클링의 바깥쪽을 손바닥 부분으로 잡습니다.

▶ 운동 방법:

① 숨을 들이마시고, 내쉬면서 팔꿈치를 몸쪽으로 구부립니다.
② 숨을 들이마시면서 이 자세를 유지하세요. 이것이 팔꿈치 구부리기(Elbow Flexion)입니다.
③ 숨을 내쉬면서 팔꿈치를 펴며 처음 자세로 돌아옵니다. 이것이 팔꿈치 펴기(Elbow Extension)입니다.

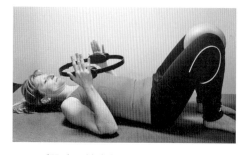 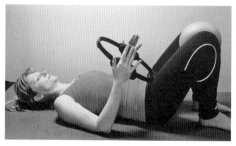

팔꿈치 구부리기(Elbow Flexion)   팔꿈치 펴기(Elbow Extension)

척추 들어올리기(Bridging)

- **운동 목표**: 브릿지 동작은 척추뿐만 아니라 허벅지 뒤쪽 근육들과 둔근을 풀어줍니다. 이 운동은 속옷 입기나 침대에서 자세 바꾸기를 쉽게 할 수 있도록 도와줍니다.
- **제한 사항**: 배액관이 남아 있는 경우, 회복 과정에서 이 운동이 안전한지 의사와 상의한 후 실시합니다.
- **도구**: 필요한 경우 패드, 작은 베개, 수건 또는 블록을 머리 아래에 둡니다.
  중간 크기의 공(선택 사항: 무릎 사이에 공을 놓고 꽉 조이면 골반저근과 횡복근을 활성화하고 무릎이 쓰러지는 것을 방지하는 데 도움이 됩니다.)

▶ **준비 자세:**

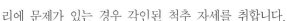

① 바로 누운 자세로 양쪽 무릎은 구부려 세우고 발은 골반 너비로 벌려 바닥에 놓습니다.
② 골반은 바닥과 수평을 이루고, 가능하면 중립에 있도록 합니다. 허리에 문제가 있는 경우 각인된 척추 자세를 취합니다.
③ 팔은 양옆으로 길게 놓습니다.

▶ **운동 방법:**

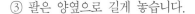

① 시작하면서 숨을 들이마시고, 숨을 내쉬면서 골반을 위로 기울여 척추를 각인(Imprint)시킵니다.
② 발뒤꿈치를 밀어 척추를 매트에서 한 번에 하나씩 들어올립니다. 매트에서 척추의 하부, 중부, 상부의 순서로 들어올립니다.
③ 골반을 움직이지 않고 멈춰 있을 수 있는 지점에서 그 자세를 유지하면서 숨을 들이마십니다. 상부의 견갑골은 매트 위에 닿아 있도록 합니다.
④ 숨을 내쉬며 천천히 척추의 상부, 중부, 하부 순서로 척추를 매트로 내리며 처음의

중립 또는 각인 자세로 돌아옵니다. 척추를 천천히 굴리며 바닥에 내려놓는다고 생각하며 동작을 해봅니다.

▶ 주의 사항:

양쪽 견갑골은 매트에 닿아 있도록 하고, 골반이 앞뒤로 또는 좌우로 흔들리지 않도록 합니다.

▶ 응용 동작: 강도를 높이려면

- 엉덩이를 들어 올릴 때 저항을 주기 위해 허벅지 안쪽 사이에 서클링을 끼웁니다

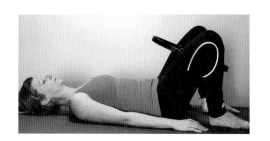

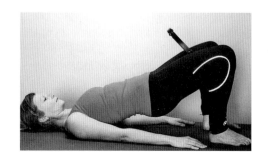

- 손은 서로 마주보고 손가락 끝은 천장을 향하도록 하여 손바닥 부분으로 매직 서클을 잡습니다. 엉덩이를 들어 올릴 때 서클링을 누릅니다.

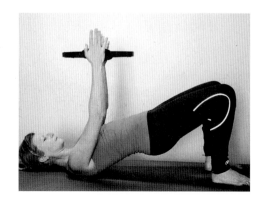

발뒤꿈치 밀어내기(Heel Slides)

- **운동 목표**: 골반 부위의 안정감을 증가시키고, 횡복근을 활성화하며, 허벅지 뒤쪽 근육들의 유연성을 높여 줍니다.
- **제한 사항**: 없음.
- **도구**: 필요한 경우 패드, 작은 베개, 수건 또는 블록을 머리 아래에 둡니다.
  발가락 아래의 작은 토닝 볼(Toning balls) 또는 볼 아래의 작은 타월은 움직임을 용이하게 합니다.

▶ **준비 자세:**

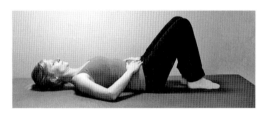

① 바로 누운 자세로 무릎은 구부려 세우고 발은 골반 너비로 벌려 바닥에 놓습니다.
② 골반은 바닥과 수평을 이루고, 가능하면 중립에 있도록 합니다. 허리에 문제가 있는 경우 각인된 척추 자세를 취합니다.
③ 손은 골반 위에 올려놓습니다.

▶ **운동 방법:**

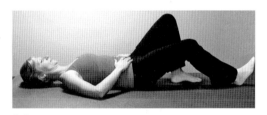

① 시작하면서 숨을 들이마시고, 숨을 내쉬면서 오른쪽 뒤꿈치를 밀어내며 다리를 뻗습니다.
② 숨을 들이마시며 처음 자세로 돌아옵니다.
③ 한쪽 다리로 모든 횟수를 반복한 후 다른 쪽 다리로 전환합니다.
④ 이것이 숙달되면 양쪽 다리를 번갈아 가며 실시합니다.

▶ **주의 사항:**

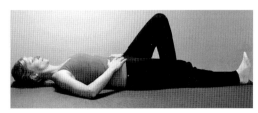

골반을 안정적으로 유지하고 흔들리지 않도록 하십시오. 다리를 뻗을 때 양쪽 엉덩이가 천장을 향해야 합니다.
편안한 만큼만 다리를 뻗으세요. 허벅지 뒤쪽이 팽팽하다면 다리를 끝까지 뻗지 못할 수 있습니다.

누운 자세에서 행진하기(Marching)

- **운동 목표**: 횡복근을 활성화하고 강화하여 더욱 편하게 걸을 수 있도록 합니다.
- **제한 사항**: 없음.
- **도구**: 필요한 경우 패드, 작은 베개, 수건 또는 블록을 머리 아래에 둡니다.

▶ **준비 자세**:

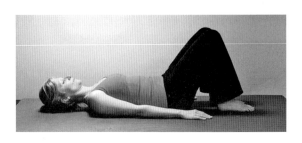

① 바로 누운 자세로 양쪽 무릎은 구부려 세우고 발은 골반 너비로 벌려 바닥에 놓습니다.

② 골반은 바닥과 수평을 이루고, 가능하면 중립에 있도록 합니다. 허리에 문제가 있는 경우 각인된 척추 자세를 취합니다.

③ 팔은 양옆으로 길게 놓습니다.

▶ **운동 방법**:

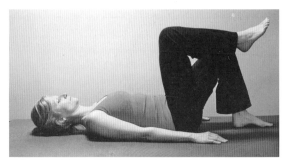

① 시작하면서 숨을 들이마시고, 내쉬면서 골반의 움직임 없이 오른발을 바닥에서 들어 올립니다. 골반이 매트에 고정되어 있다고 상상합니다. 처음에서는 발을 몇 센티미터밖에 들어 올릴 수 없을지도 모릅니다.

② 숨을 들이마시면서 발을 매트로 내려놓습니다. 제자리에서 행진하듯이 다리를 번갈아 가면서 실시합니다.

▶ **주의 사항**:

골반을 안정적으로 유지합니다. 좌우로 또는 앞뒤로 흔들리지 않도록 합니다. 양쪽 골반이 천장을 향하도록 유지합니다. 다리를 들어 올릴 때 꼬리뼈는 매트에 닿아 있도록 유지합니다.

막대 들어올리기(Cane Raises)

- **운동 목표**: 유방암 수술 후 종종 뻣뻣해지는 광배근을 이완시켜 주고, 옷을 입거나 팔을 머리 위로 올릴 때 필요한 어깨 근육의 운동 범위와 안정성을 향상시킵니다.
- **제한 사항**: 보형물을 이용한 유방 재건 프로그램을 진행 중이거나 유방 재건 수술 (TRAM 또는 DIEP)을 받은 경우 팔을 90° 각도 내에서만 움직입니다. 아직 배액관 이 남아 있는 경우 의사의 지침에 따라 진행하도록 합니다.
- **도구**: 필요한 경우 패드, 작은 베개, 수건 또는 블록을 머리 아래에 둡니다.
  중간 크기의 공(선택 사항: 무릎 사이에 공을 놓고 꽉 조이면 골반저근과 횡복근을 활성화하고 무릎이 쓰러지는 것을 방지하는 데 도움이 됩니다.)
  폴대, 우산과 같은 긴 막대 또는 수건

▶ **준비 자세:**

① 바로 누운 자세로 양쪽 무릎은 구부려 세우고 발은 골반 너비로 벌려 바닥에 놓습니다.

② 골반은 바닥과 수평을 이루고, 가능하면 중립에 있도록 합니다. 허리에 문제가 있는 경우 각인된 척추 자세를 취합니다.

③ 팔은 골반 위에 두고, 손으로 지팡이, 타월, 막대기 또는 우산을 잡습니다.

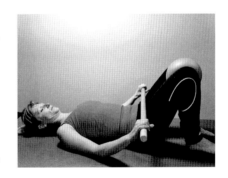

▶ **운동 방법:**

① 숨을 들이마시며 견갑골을 매트에 밀착시킨 상태로 견갑골을 각인(Imprint)합니다. 숨을 내쉬면서 팔과 어깨의 각도가 90°가 될 때 까지 막대를 들어 올립니다.

② 숨을 들이마시며 이 자세를 유지하고 숨을 내 시면서 팔을 내려 처음 자세로 돌아갑니다.

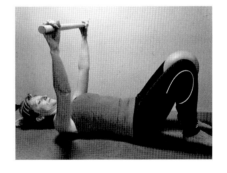

▶ **주의 사항:**

매트에 견갑골이 닿도록 합니다. 팔을 머리 위로 올리는 동안 흉곽을 내밀거나 등이 둥글게 뜨지 않도록 합니다. 편안한 상태에서 운동하도록 합니다.

2단계

기능 회복

두 팔 교대로 들어올리기(Arm Scissors)

- **운동 목표**: 창문을 닦거나, 블라인드를 내리고, 모자를 벗는 동작에 유용하게 사용되는 어깨의 움직임과 안정성을 강화합니다.
- **제한 사항**: 보형물을 이용한 유방 재건 프로그램을 진행 중인 경우 이 운동은 생략합니다.
- **도구**: 필요한 경우 패드, 작은 베개, 수건 또는 블록을 머리 아래에 둡니다.
  중간 크기의 공(선택 사항: 무릎 사이에 공을 놓고 꽉 조이면 골반저근과 횡복근을 활성화하고 무릎이 쓰러지는 것을 방지하는 데 도움이 됩니다.)

▶ **준비 자세**:

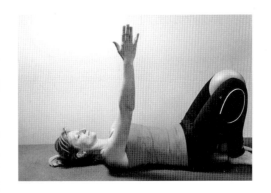

① 바로 누운 자세로 양쪽 무릎은 구부려 세우고 발은 골반 너비로 벌려 바닥에 놓습니다.
② 골반은 바닥과 수평을 이루고, 가능하면 중립에 있도록 합니다. 허리에 문제가 있는 경우 각인된 자세를 취합니다.
③ 팔은 손바닥이 서로 마주 본 상태로 어깨의 각도가 90°가 되도록 천장을 향해 뻗습니다.

▶ **운동 방법**:

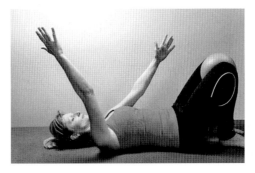

① 시작하면서 숨을 들이마시고, 내쉬면서 오른팔을 머리 위로 들어올립니다
② 숨을 들이마시면서 오른팔을 내립니다.
③ 숨을 내쉬면서 왼팔을 머리 위로 들어올립니다.
④ 숨을 들이마시면서 왼팔을 내리고 동시에 오른팔을 머리 위로 올립니다.

⑤ 팔을 바꾸어서 계속합니다.

▶ 주의 사항:

흉곽과 견갑골을 아래로 유지하고 매트에 닿아 있도록 합니다. 편안한 상태에서 운동하도록 합니다.

▶ 응용 동작: 강도를 높이려면

가벼운 아령(0.5~1kg)을 들고 실행합니다.

보형물을 이용한 유방 재건 프로그램을 진행 중이거나 유방 재건 수술(TRAM 또는 DIEP)을 받은 경우 의사의 지시가 있을 때까지 아령을 사용하지 않도록 합니다.

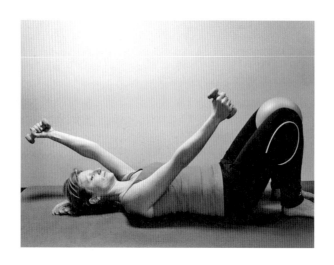

두 팔 유연 운동(Floating Arms)

- **운동 목표**: 어깨의 움직임과 유연성을 증가시켜서 모자와 재킷과 같은 의복을 입고 벗기 용이하도록 합니다.
- **제한 사항**: 보형물을 이용한 유방 재건 프로그램을 진행 중인 경우, 의사의 허락이 있을 때까지는 팔을 90° 까지만 올리도록 하며, 팔을 낮게 하여 원 그리기 운동을 합니다.
- **도구**: 필요한 경우 패드, 작은 베개, 수건 또는 블록을 머리 아래에 둡니다.
  중간 크기의 공(선택 사항: 무릎 사이에 공을 놓고 꽉 조이면 골반저근과 횡복근을 활성화하고 무릎이 쓰러지는 것을 방지하는 데 도움이 됩니다.)

▶ 준비 자세:

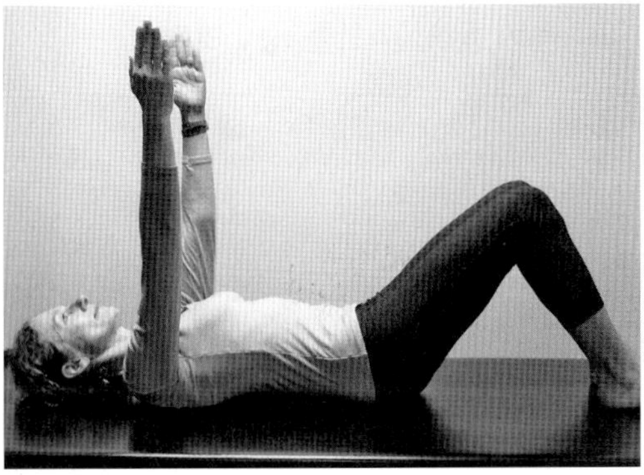

① 바로 누운 자세로 무릎은 구부려 세우고 발은 골반 너비로 벌려 바닥에 놓습니다.

② 골반은 바닥과 수평을 이루고, 가능하면 중립에 있도록 합니다. 허리에 문제가 있는 경우 각인된 척추(Imprinted spine) 자세를 취합니다.

③ 팔은 양옆으로 길게 놓습니다.

▶ 운동 방법:

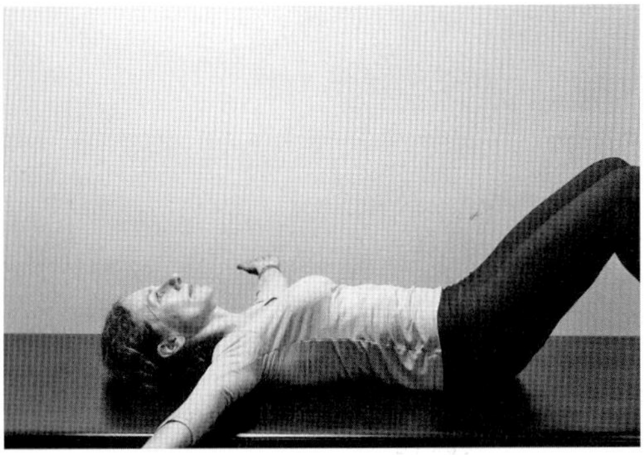

① 시작하면서 숨을 들이마시고, 내쉬면서 팔을 손바닥이 마주 보도록 천장을 향해 들어 올립니다.

② 그 상태로 숨을 들이마십니다.

③ 숨을 내쉬면서 양팔을 양옆으로 내려 T 모양이 되도록 합니다.
④ 손바닥은 천장을 향하도록 한 다음, 팔을 돌려서 옆구리 쪽으로 내립니다.

▶ 주의 사항:

건갑골이 매트 위에 닿아 있도록 유지하고 편안한 상태에서 운동하도록 합니다. 이 동작은 도전이 될 수도 있습니다.

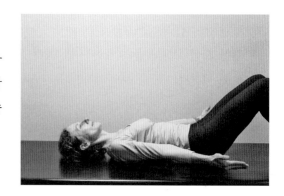

▶ 응용 동작: 강도를 높이려면

가벼운 아령(0.5~1kg)이나 웨이트 볼을 추가합니다. 보형물을 이용한 유방재건 프로그램을 진행 중이거나 유방재건 수술(TRAM 또는 DIEP)을 받은 경우 의사의 지시가 있을 때까지 아령을 사용하지 않도록 합니다.

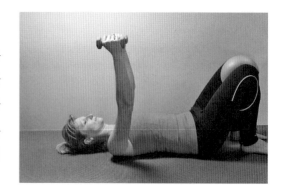

테이블탑 자세에서 발 내리기(Toe Taps)

- **운동 목표**: 걷기, 계단 오르기, 양말 신기, 바지 입기와 같은 동작을 돕기 위한 복부 강화와 자각을 목표로 합니다.
- **제한 사항**: 다리를 들어 올릴 때 통증이 있다면 이 운동을 생략합니다.
- **도구**: 필요한 경우 패드, 작은 베개, 수건 또는 블록을 머리 아래에 둡니다.

▶ **준비 자세**:

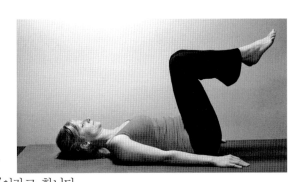

① 바닥에 등을 대고 누워 무릎을 구부린 상태에서 다리를 바닥에서 들어 올려 허벅지와 바닥이 수직이 되고 정강이와 바닥이 평행이 되도록 합니다. 이 자세를 '테이블탑'이라고 합니다.
② 팔은 양옆으로 길게 놓습니다.
③ 골반은 각인된 자세를 취하도록 합니다.

▶ **운동 방법**:

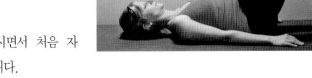

① 시작하면서 숨을 들이마시고, 골반을 움직이지 않고 왼발이 바닥을 향해 뻗으면서 숨을 내쉽니다.
② 숨을 들이마시면서 처음 자세로 돌아옵니다.
③ 한쪽 다리로 5~8회 반복한 다음, 다른 쪽 다리로 전환합니다.

▶ 주의 사항:

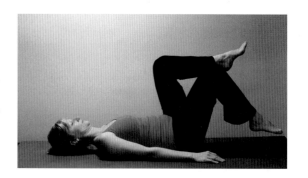

등과 어깨뼈가 매트에 닿아 있
도록 유지합니다. 이 운동이 어렵
다고 판단되면 반복 횟수를 줄이도
록 합니다.

"조기 폐경으로 인한 골반저근 쇠약과 요실금 스트레스에 필라테스의 골반저근 운동이 도
움이 되었습니다."

- 베스 마스트(Beth Mast)

윗몸 일으키기 100회(Hundred, Feet Down)

- **운동 목표**: 복부 근육뿐만 아니라 광배근이나 전거근과 같은 견갑골 근육을 강화합니다

- **제한 사항**: 척추에 골다공증이 있는 경우 머리를 들지 않은 상태에서 동작을 하도록 합니다. 매트 바닥으로부터 머리를 들지 않도록 합니다.

- **도구**: 필요한 경우 패드, 작은 베개, 수건 또는 블록을 머리 아래에 둡니다. 중간 크기의 공(선택 사항: 무릎 사이에 공을 놓고 꽉 조이면 골반저근과 횡복근을 활성화하고 무릎이 쓰러지는 것을 방지하는 데 도움이 됩니다).

▶ 준비 자세:

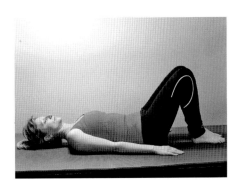

① 바로 누운 자세로 무릎은 구부려 세우고 발은 골반 너비로 벌려 바닥에 놓습니다.

② 골반은 바닥과 수평을 이루고, 가능하면 중립에 있도록 합니다. 허리에 문제가 있는 경우 각인된 척추 자세를 취합니다.

③ 팔은 양옆으로 길게 놓습니다.

▶ 운동 방법:

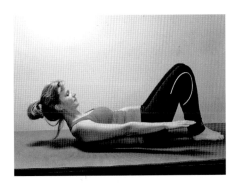

① 숨을 들이마시며 턱을 부드럽게 가슴 쪽으로 당깁니다.

② 숨을 내쉬며 팔을 발 쪽으로 뻗으면서 상체와 어깨를 바닥으로부터 들어 올립니다.

③ 배꼽을 바라보며 목을 편안하게 유지합니다.

④ 5비트 동안 숨을 마시고, 5비트 동안 숨을 내쉬며 어깨 뒤에서 팔을 끌어올립니다. 이것이 10세트 중 한 세트입니다. 10세트를 반복하여 100회가 되도록 하거나 가능한 횟수만큼 반복하도록 합니다.

▶ 주의 사항:

팔꿈치나 머리가 아닌 견갑골 근육이 움직이도록 하세요. 목을 보호하려면 한 손으로 목 뒤를 받치고 동작을 합니다.

옆으로 누운 자세에서 가슴 펴기(Side Lying Chest Opener, Part 1)

- **운동 목표**: 유방암 수술 후 종종 단단해지는 가슴을 펴듯이 열어 주고 어깨 안정성을 되찾는 데 도움을 줍니다.
- **제한 사항**: 유방암 수술을 받은 팔을 아래에 놓은 상태로 제대로 옆으로 눕는 자세는 어려울 수 있습니다. 통증이 느껴진다면 이 운동은 하지 않도록 합니다. 허리에 문제가 있는 경우 무릎 사이에 패드나 수건을 놓아두도록 합니다.
- **도구**: 목의 정렬 상태를 유지하기 위해 머리 아래에 패드, 작은 베개 수건 또는 블록을 둔다.

▶ **준비 자세:**

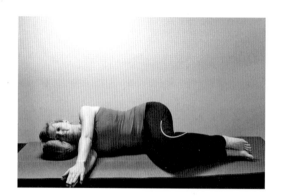

① 매트 가장자리와 등이 일직선이 되도록 옆으로 눕고 엉덩이는 서로 겹쳐 놓습니다.
② 무릎은 몸과는 45° 각도가 되도록 90°로 구부립니다.
③ 손바닥은 서로 겹쳐 놓습니다.

▶ **운동 방법:**

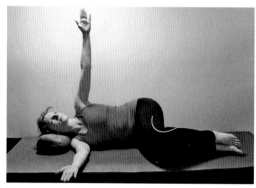

① 시작하면서 숨을 들이마시고, 내쉬면서 위쪽에 있는 팔을 천장을 향해 가능한 한 높이 올립니다. 좀 더 정확한 동작을 위해 시선이 팔을 따라가도록 합니다.
② 숨을 들이마시며 편안하게 올릴 수 있는 가장 높은 지점에서 멈춥니다.
③ 숨을 내쉬며 처음 자세로 돌아옵니다.
④ 5~8회 반복한 다음 다른 쪽으로 전환합니다.

▶ 응용 동작:

팔 동작에 가벼운 아령(약 0.5~1kg)
을 추가합니다. 보형물을 이용한 유방
보건 프로그램을 진행 중이거나 유방
재건 수술(TRAM 또는 DIEP)을 받은
경우 의사의 지시가 있을 때까지 아령
을 사용하지 않도록 합니다.

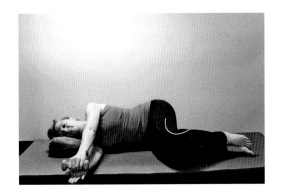

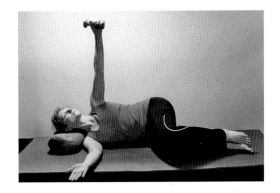

등 스트레치(Back Stretch)

- **운동 목표:** 유방암 수술 후 종종 단단해진 어깨, 옆구리, 등, 엉덩이를 이완합니다.
- **제한 사항:** 골다공증이 있거나 무릎을 꿇고 앉을 수 없는 경우 변형 동작을 참고하 도록 합니다.
- **도구:** 타월 또는 담요(선택 사항: 허벅지 뒤쪽 근육이 당길 경우 무릎이나 엉덩이 아 래에 사용합니다.)

▶ **준비 자세:**

① 발뒤꿈치가 엉덩이에 닿도록 무릎 을 꿇습니다.
② 팔을 앞에 놓고 척추를 둥글게 휘 도록 합니다.

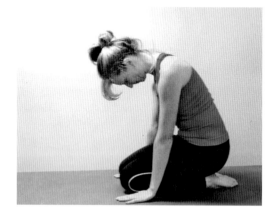

▶ **운동 방법:**

① 시작하면서 숨을 들이마시고, 내 쉬면서 가능한 한 팔을 앞으로 멀 리 뻗어 매트 위에 놓습니다. 그 자세에서 숨을 들이마십니다.

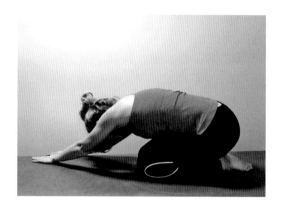

② 숨을 내쉬며 팔은 오른쪽으로, 엉덩이
　는 왼쪽으로 움직입니다.

③ 그 자세에서 숨을 들이마십니다.

④ 숨을 내쉬며 팔은 왼쪽으로 엉덩이는
　오른쪽으로 움직입니다.

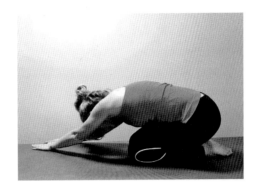

▶ 응용 동작:

골다공증이 있거나 무릎을 꿇고 앉을 수
없는 경우 등을 대고 누워 무릎을 가슴으로
끌어당기며 등과 엉덩이 뒤쪽을 늘려줍니
다.

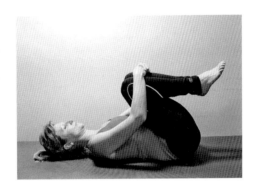

누운 자세에서 다리로 원 그리기(Leg Circles)

- **운동 목표**: 다리를 움직일 때 견갑골과 핵심 근육을 안정적으로 유지하고 활성화하는 데 도움이 됩니다.
- **도구**: 필요한 경우 패드, 작은 베개, 수건 또는 블록을 머리 아래에 둡니다.

▶ **준비 자세**:

① 바로 누운 자세로 무릎은 구부려 세우고 발은 골반 너비로 벌려 바닥에 놓습니다.
② 왼쪽 다리는 무릎을 구부리고 발을 바닥에 붙인 상태를 유지하면서 오른쪽 다리는 천장을 향해 곧게 들어 올립니다.
③ 골반은 바닥과 수평을 이루고, 가능하면 중립에 있도록 합니다. 허리에 문제가 있는 경우 각인된 척추(Imprinted spine) 자세를 취합니다.
④ 팔은 양옆으로 길게 놓고 안정성을 위해 매트를 누릅니다.

▶ **운동 방법**:

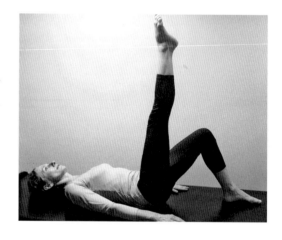

① 시작하면서 숨을 들이마시고, 내쉬면서 오른쪽 다리로 5~8회 작은 원(작을수록 좋음)을 안쪽 방향으로 그립니다.
② 숨을 들이마시고, 내쉬면서 방향을 바꿔 바깥쪽 방향으로(다른 쪽 다리와 멀어지게) 원을 그립니다.
③ 처음 자세로 돌아옵니다.
④ 5~8회 반복한 다음 왼쪽 다리로 전환합니다.

▶ **주의 사항**:

원을 그릴 때 골반을 안정적으로 유지하십시오. 앞뒤 또는 좌우로 흔들리지 않도록 합니다.

▶ 응용 동작:

허벅지 뒤쪽 근육이 팽팽하면 원을 그리는 다리를 구부립니다.

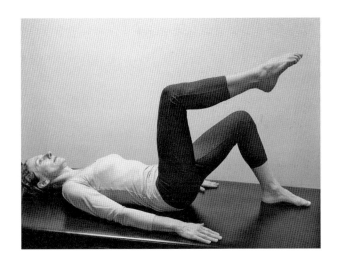

▶ 강도를 높이려면:

동작을 하지 않는 다리를 바닥으로 뻗거나 폼 롤러 또는 볼 위에 올려놓고 동작을 합니다.

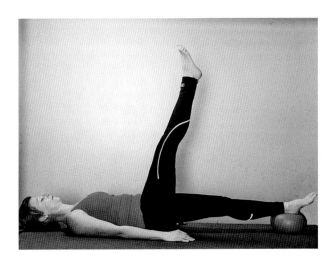

외발로 킥하기(Single Leg Kick)

- **운동 목표**: 침대에서 한 자세에서 다른 자세로 움직이는 침대 이동성을 개선하고 허벅지 뒤쪽 근육들과 중간 척추를 강화합니다. 이 운동은 척추에 골다공증이나 골감소증이 있는 사람들에게 매우 좋은 운동입니다.
- **제한 사항**: 응용 동작을 실행해도 통증이 나타난다면 이 운동은 하지 않도록 합니다.
- **도구**: 없음.

▶ **준비 자세:**

① 팔꿈치는 어깨 아래에서 구부린 상태로 엎드려 눕고, 손바닥은 평평하게 매트 위에 삼각형 모양이 되게 놓습니다.
② 가슴은 바닥에서 들린 상태고, 머리는 척추와 일직선이 되도록 합니다.
③ 다리는 엉덩이를 조이며 서로 붙여 놓고, 배를 척추 쪽으로 조입니다.
④ 치골이 매트와 맞닿도록 합니다.

▶ **운동 방법:**

① 숨을 들이마시며 오른쪽 무릎을 굽힐 때 엉덩이를 향해 발꿈치를 두 번 구부립니다.
② 숨을 내쉬며 다리를 내려 처음 자세로 돌아옵니다
③ 왼쪽 다리로 동작을 반복합니다.

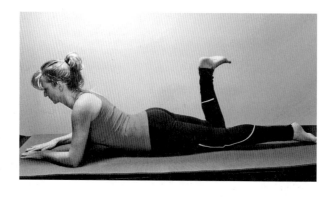

▶ 응용 동작:

팔을 교차하여 놓고 팔 위에 이마를 붙여 올려놓고 동작을 합니다.

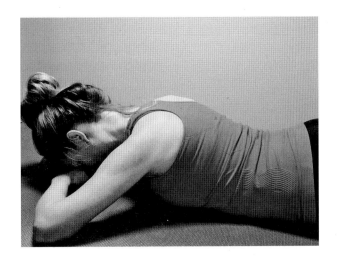

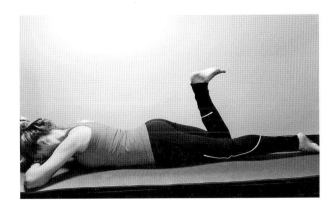

아기 백조 자세(Baby Swan)

- **운동 목표**: 허리와 등을 강화하여 좋지 않은 자세를 교정하는 데 도움이 됩니다. 이 운동은 척추에 골다공증이나 골감소증이 있는 사람들에게 매우 좋은 운동입니다.
- **제한 사항**: 허리에 통증이 있는 경우 발레리나처럼 다리를 골반에서부터 바깥쪽으로 열고 치골이 바닥에 맞닿아 있도록 합니다. 변형 동작을 참고하는 것이 좋습니다.
- **도구**: 없음.

▶ **준비 자세:**

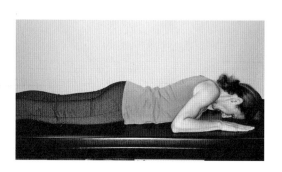

① 양손을 어깨 앞에 놓고 골대 자세로 엎드려 눕습니다.
② 이마는 매트 위에 놓습니다
③ 다리는 골반 너비만큼 벌려 매트 위로 뻗습니다.
④ 치골이 매트와 맞닿도록 합니다.

▶ **운동 방법:**

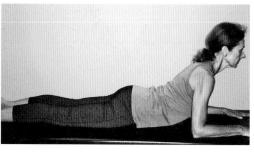

① 시작하면서 숨을 들이마시고, 내쉬면서 양손을 밀며 머리를 매트에서 들어올립니다.
② 머리와 상체를 한 번에 들어 올릴 때 견갑골은 귀에서 멀어지고, 치골은 매트 바닥에 붙어 있도록 합니다.
③ 그 자세로 숨을 들이마시며 정면을 바라봅니다.
④ 숨을 내쉬며 처음 자세로 돌아옵니다.

▶ **주의 사항:**

허리 통증을 피하십시오. 통증을 느낀다면 상체를 너무 높이 들었을 수 있습니다. 상체를 들어 올리는 높이를 줄이거나 엉덩이뼈 아래에 패드 또는 베개를 놓습니다. 통증이 지속되면 동작을 멈춥니다.

▶ 응용 동작:

이마를 교차된 팔 위에 올려놓고 등을 이 자세에서 들어 올립니다.

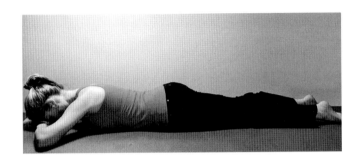

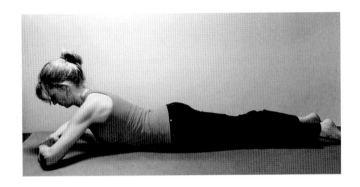

인어 자세(Mermaid)

- **운동 목표:** 아이와 함께 공놀이를 하거나, 테니스를 치거나, 선반에 있는 물건에 손을 뻗을 때와 같이 가슴이나 머리 위의 물건을 잡기 위해 손을 뻗는 동작을 할 수 있도록 돕습니다. 또한, 이 운동은 림프절이 제거된 광배근과 겨드랑이 부위를 이완시키는 데 도움을 줍니다.
- **제한 사항:** 척추에 골다공증이 있는 경우 이 운동은 적절하지 않습니다.
- **도구:** 접어 놓은 목욕 수건(선택 사항: 허벅지 뒤쪽 근육이 팽팽하거나 쉽게 구부릴 수 없는 경우 수건 위에 앉습니다.)

▶ **준비 자세:**

왼쪽 다리는 뒤로 접고 오른쪽 다리는 앞으로 교차시켜 앉습니다.

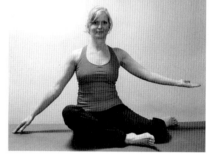

▶ **운동 방법:**

① 숨을 들이마시고 왼쪽 팔을 머리 위로 오른쪽 방향으로 뻗습니다.

② 숨을 내쉬며 몸을 옆으로, 오른쪽 방향으로 구부립니다.

③ 그 자세로 숨을 들이마십니다.

④ 숨을 내쉬며 팔을 왼쪽 방향으로 되돌리면서 처음 자세로 돌아가 앉습니다.

⑤ 5~8회 반복한 다음 다른 방향으로 전환합니다.

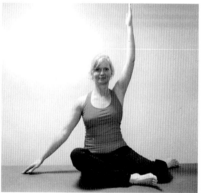

▶ **주의 사항:**

엉덩이가 바닥에 붙어 있도록 합니다. 팔을 위로 들어 올릴 때 들어 올리는 팔과 같은 쪽 엉덩이가 들리지 않도록 합니다.

허벅지 뒤쪽 근육(엉덩이에서 무릎까지 다리 뒤쪽의 근육)이 팽팽하다면 접은 수건 위에 앉습니다.

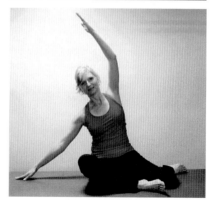

▶ 응용 동작:

양반다리 자세로 실행해 봅니다.

▶ 강도를 높이려면:

동작을 하지 않는 손을 웨이트 볼 위에 올려
놓고 실시합니다.

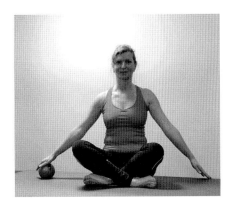

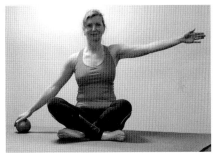

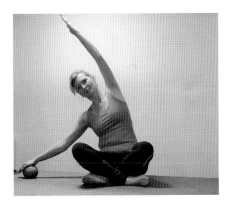

3단계

근력 강화

옆으로 누운 자세에서 회전근개 밀기(Side Lying Rotator Cuff Push)

- **운동 목표**: 어깨 뒤쪽에 위치한 회전근개를 강화하여 머리를 감거나 드라이하는 등의 활동을 보다 쉽게 할 수 있도록 합니다.
- **제한 사항**: 유방암 수술을 받은 팔 쪽으로 눕는 것이 너무 아픈 경우 이 운동은 하지 않도록 합니다. 재활 치료사가 권장하는 경우 압박 밴드를 착용하도록 합니다. 보형물을 이용한 유방 재건 프로그램을 진행 중이거나 유방 재건 수술(TRAM 또는 DIEP)을 받은 경우 의사의 지시가 있을 때까지 아령을 사용하지 않도록 합니다. 변형 동작을 참고합니다. 등 아랫부분에 문제가 있는 경우 무릎 사이에 패드나 수건을 놓아 둡니다. 옆구리가 아픈 경우, 팔꿈치 아래에 패드나 수건을 놓아둡니다.
- **도구**: (필요한 경우 또는 팔 위에 머리를 대고 누웠을 때 불편함이 있는 경우 머리 아래에) 패드, 작은 베개, 수건 또는 블록, 가벼운 아령(약 0.5~1kg)

▶ **준비 자세:**

① 매트 가장자리와 등이 일직선이 되도록 옆으로 눕습니다.

② 무릎은 몸과는 45° 각도가 되도록 90°로 구부립니다.

③ 위쪽 팔은 팔꿈치를 90°로 구부려 옆구리에 붙여 놓고 아령을 손에 잡습니다.

④ 아래쪽 팔은 편안하게 바닥에 놓아 둡니다.

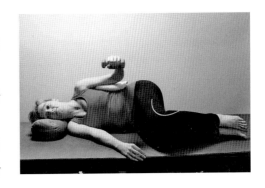

▶ **운동 방법:**

① 시작하면서 숨을 들이마시고, 내쉬면서 위쪽에 있는 팔을 팔꿈치를 옆구리에 붙인 상태로 들어 올립니다.

② 그 상태에서 숨을 들이마십니다.

③ 숨을 내쉬며 처음 자세로 돌아옵니다.

④ 5~8회 반복한 다음 반대편으로 전환합니다.

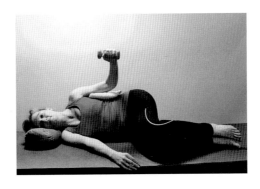

▶ 응용 동작: 강도를 낮추려면:

아령을 사용하지 않고 동작을 실시해
봅니다.

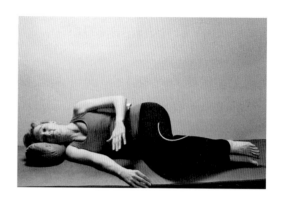

▶ 강도를 높이려면

다리를 편 상태에서 팔 운동을 진행
해 봅니다.

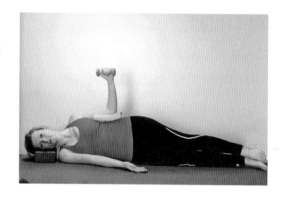

옆으로 누운 자세에서 펴기(side Lying Chest Opener, Part 2)

- **운동 목표**: 유방암 수술 후 종종 팽팽한 가슴과 겨드랑이 부위를 열고 목을 이완합니다.

- **제한 사항**: 수술을 받은 팔 쪽으로 눕는 것이 너무 아픈 경우 이 운동은 하지 않도록 합니다. 치료사가 권장하는 경우 압박 밴드와 압박 장갑을 착용하도록 합니다. 보형물을 이용한 유방 재건 프로그램을 진행 중이거나 유방 재건 수술(TRAM 또는 DIEP)을 받은 경우 아령의 사용 여부 및 운동 여부에 대해 의사의 허락을 받도록 합니다. 척추에 골다공증이 있는 경우 이 운동은 하지 않도록 합니다.

  허리에 문제가 있는 경우 무릎 사이에 패드나 수건을 놓아두도록 합니다.

- **도구**: 필요한 경우 또는 팔 위에 머리를 대고 누웠을 때 불편함이 있는 경우 패드, 작은 베개, 수건 또는 블록을 머리 아래에 둡니다.

  큰 베개(선택 사항: 팔을 이완할 때 동작을 하는 팔 아래에 놓기)

  가벼운 아령 0.5~1kg(선택 사항)

▶ 준비 자세:

① 매트 가장자리와 등이 일직선이 되도록 옆으로 눕습니다.

② 무릎은 몸과는 45° 각도가 되도록 90°로 구부립니다.

③ 아래쪽 팔은 편안하게 바닥에 놓아둡니다.

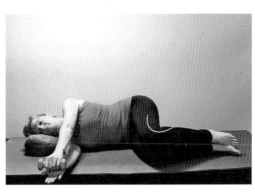

④ 위쪽 팔은 아령을 들고(사용하는 경우), 어깨 높이까지 곧게 뻗어 올립니다.

▶ 운동 방법:

① 시작하면서 숨을 들이마시고, 내쉬면서 위쪽에 있는 팔을 천장을 향해 올립니다.

② 그 자세에서 숨을 들이마십니다.

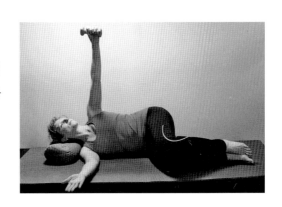

③ 숨을 내쉬며 팔을 몸 뒤쪽으로 뻗고, 흉곽을 돌리면서 머리와 시선은 손을 따라 움직입니다. 통증이 없는 범위 내에서 동작을 실행합니다.

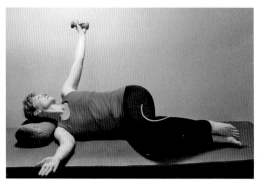

④ 그 자세에서 숨을 들이마십니다. 팔을 얹을 베개가 있으면 깊게 호흡하며 가슴을 열고 이 스트레칭 동작을 유지하는 데 도움이 됩니다.

⑤ 숨을 내쉬며 처음 자세로 돌아옵니다.

⑥ 5~8회 반복한 다음, 반대편으로 전환합니다.

▶ 주의 사항:

통증이 느껴지지 않는 불편한 지점까지만 움직이도록 합니다.

두 발로 킥하기(Double Leg Kick)

- **운동 목표**: 허벅지 뒤쪽 근육, 엉덩이, 등 근육을 강화하고 가슴, 어깨 근육, 대퇴사두근을 이완합니다.
- **제한 사항**: 등 아랫부분 허리 부상이 있는 경우, 치골이 매트에 닿도록 합니다. 편안함을 더하기 위해 골반 아래에 베개를 놓을 수 있습니다. 무릎에 이상이 있다면 무릎으로 차는 동작의 횟수를 제한하도록 합니다.
- **도구**: 없음.

▶ **준비 자세**:

① 오른쪽으로 고개를 돌리고 배가 매트에 닿도록 엎드려 눕습니다.
② 치골이 매트와 맞닿도록 합니다.
③ 다리는 서로 붙이고 발끝은 아래로 향하도록 하며 펴줍니다.
④ 손은 손바닥이 위를 향하도록 맞잡아 허리에 얹어 놓습니다.

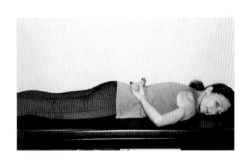

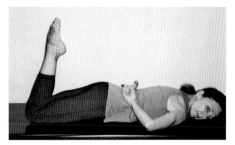

▶ **운동 방법**:

① 숨을 들이마시며 양쪽 무릎을 구부리고 엉덩이를 향해 발뒤꿈치를 가져옵니다. 두 번씩 진행합니다.
② 숨을 내쉬며 몸 뒤로 팔을 늘리며 상체를 들어 올리는 동시에 다리는 바닥에서 몇 센티미터 정도만 떨어지도록 내립니다.

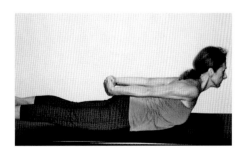

③ 숨을 들이마시고, 내쉬면서 다리와 상체를 내려 처음 자세로 돌아갑니다.
④ 머리를 왼쪽으로 돌려 반대편에서 동작을 반복합니다.

엎드려 누운 자세에서 수영하기(Swimming)

- **운동 목표**: 어깨와 등 근육을 강화하고 자세를 개선합니다. 이 운동은 팔을 위로 올리기 위한 능력과 침대에서 자세를 변경하기 위한 침대 이동성을 향상시켜 줍니다. 또한, 척추에 골다공증이 있는 여성에게도 좋습니다.
- **제한 사항**: 협착, 척추 용해 또는 척추정방전위증과 같은 문제가 있는 경우 이 운동을 실시하지 않도록 합니다.
- **도구**: 작은 베개(선택 사항: 이마 아래에 사용).

▶ **준비 자세**:

① 엎드려 누워 두 다리와 두 팔을 뻗습니다.
② 치골이 매트 바닥에 맞닿도록 합니다.

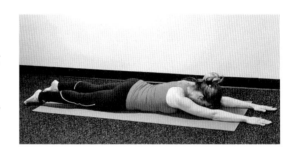

▶ **운동 방법**:

① 시작하면서 숨을 들이마십니다.
② 가슴과 머리를 바닥에서 들어 올리며 숨을 내쉽니다. 시선은 앞을 바라봅니다.
③ 숨을 들이마시고 내쉬면서 오른팔과 왼발을 올리고 왼팔과 오른발을 내리는 동작을 번갈아 가며 하는 수영 동작을 합니다.

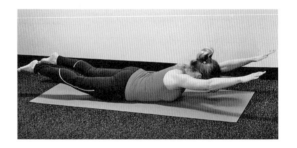

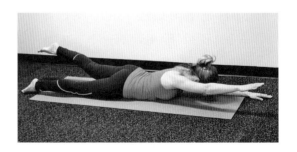

▶ 주의 사항:

허리 통증에 주의합니다. 팔과 다리를 천천히 움직이며 시작하고, 허리에 불편함을 느낄 경우 팔과 다리를 동시에 움직이지 마십시오. 어깨가 불편한 경우에는 다리 동작만 합니다. 몸이 좌우로 흔들리지 않도록 코어를 그대로 유지합니다.

▶ 응용 동작:

허리가 너무 휘어 있거나 복부가 불편한 경우 패드나 베개를 골반 아래에 받쳐 둡니다. 팔과 다리 동작을 각각 개별적으로 해보며 시작합니다.

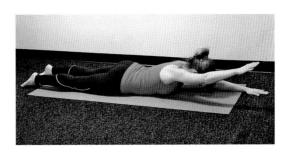

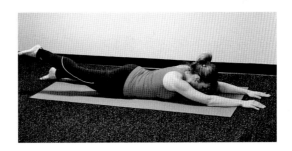

 "필라테스를 실행하기 전까지는 내가 얼마나 약해져 있는지 알지 못했습니다. 필라테스는 핵심 근육과 상체를 더 강화시켜 주었습니다. 이제는 전반적으로 내 몸에 대해 더욱 잘 인식하게 되었습니다."

- 베스 마스트(Beth Mast)

옆으로 누운 자세에서 다리 회전하기(Side Lying Leg Series)

- **운동 목표**: 핵심 근육을 안정시키고 대둔근, 엉덩이, 허벅지 근육을 강화합니다. 이 운동은 등을 대고 눕거나 옆으로 누워 있을 때 침대에서 쉽게 일어날 수 있도록 도와줍니다.
- **제한 사항**: 목, 어깨, 팔꿈치 또는 손목 부상의 경우 머리를 베개, 블록 또는 받침 위에 올려놓습니다. 엉덩이 부위에 골다공증이 있거나 또는 다른 부상이 있는 경우 아주 작은 원을 만들고 다리 상단을 들어 올리는 높이를 편안한 범위 내로 제한하십시오.
- **도구**: 필요한 경우 또는 팔 위에 머리를 대고 누웠을 때 불편함이 있는 경우 패드, 작은 베개, 수건 또는 블록, 베개 받침을 머리 아래에 둡니다.

▶ **준비 자세**:

① 매트 가장자리 선과 등이 평행하고 어깨와 엉덩이, 다리가 일직선이 되도록 옆으로 눕고, 발가락이 아래를 향하도록 펴줍니다.
② 안정감을 위해 상단 팔을 매트에 고정합니다.
③ 머리는 뻗고 있는 아래쪽 팔로 받칩니다.
④ 흉곽이 바닥에서 들린 상태입니다.
⑤ 시선은 발이 아닌 앞쪽을 바라봅니다.

▶ **운동 방법**:

#1: 원 그리기

① 숨을 들이마시며 다리를 골반 높이까지 들어 올립니다.
② 숨을 내쉬며 작은 원을 시계 방향으로 10회 그립니다.

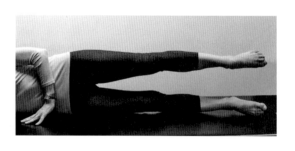

③ 반대로 시계 반대 방향으로 원을 10회 그립니다.
④ 처음 자세로 돌아갑니다. 그리고 #2를 진행합니다.

#2: 포인트(Point)와 플랙스(Flex)

① 숨을 들이마시고 발가락을 포인트(Point)하여 골반 높이까지 들어 올립니다.

② 숨을 내쉬며 발을 플렉스(Flex)하면서 다리를 낮춥니다.
③ 한쪽에서 5~6회 반복한 다음 다른 쪽으로 전환합니다.

▶ **주의 사항:**

골반을 안정적으로 유지하고 어깨와 목이 긴장되지 않도록 합니다. 골반을 앞뒤로 기울이지 않도록 하고 어깨와 엉덩이를 일직선으로 유지합니다.

▶ **응용 동작:**

흉곽을 들어 올리지 말고 매트 위에 기댑니다.
아래쪽 다리를 구부려 몸의 무게를 더 지지할 수 있도록 합니다.

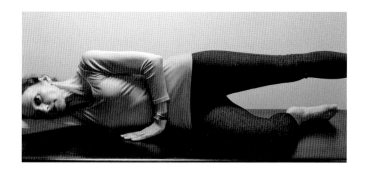

상체와 다리로 V자 만들기 100회(Hundred)

- **운동 목표**: 혈액순환을 촉진하고 몸을 풀어줍니다. 이 운동은 어깨와 복부의 근력을 강화하고, 어깨 가동성을 개선하며, 심호흡을 통해 림프 흐름을 촉진합니다.
- **제한 사항**: 척추에 골다공증이 있는 경우, 머리가 매트 위에 닿아 있도록 합니다.
- **도구**: 필요한 경우 패드, 작은 베개, 수건 또는 블록을 머리 아래에 둡니다.

▶ **준비 자세**:
① 등을 대고 누워 테이블탑 자세를 취합니다.
② 팔은 양옆으로 길게 놓고, 골반 높이까지 들어 올립니다.
③ 골반은 바닥과 수평을 이루고, 중립에 있거나 허리에 문제가 있는 경우 각인된 척추 자세를 취합니다.

▶ **운동 방법**:

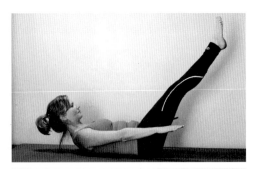

① 숨을 들이마시며 턱을 부드럽게 가슴 쪽으로 당깁니다.
② 숨을 내쉬며 상체와 어깨를 들어 올리면서 동시에 다리를 V 모양이 되도록 곧게 뻗습니다. 시선을 배꼽을 바라봅니다.

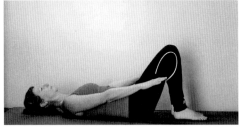

④ 5비트 동안 숨을 들이마시고 5비트 동안 숨을 내쉬며 어깨 뒤에서 팔을 끌어올립니다. 이것이 10세트 중 한 세트입니다. 10세트를 반복하여 100회가 되도록 하거나 가능한 횟수만큼 반복하도록 합니다.

▶ **응용 동작**:
다리가 높을수록 운동이 쉬워지고 다리를 낮추면 어려움이 증가합니다.

▶ **강도를 낮추려면: 반복 횟수를 줄입니다.**
머리를 들지 않도록 하고 발은 바닥에서 떼지 않고 팔만 끌어올립니다.

크리스 크로스(Criss Cross, Feet Down)

- **운동 목표**: 핵심 근육 강화, 특히 몸을 비트는 데 사용하는 사근을 강화하며, 몸통을 돌리는 데 도움을 줄 뿐 아니라 잘 때 몸을 옆으로 돌리는 데에도 도움을 줍니다.
- **제한 사항**: 척추에 골다공증이 있는 경우 이 운동을 하지 않도록 합니다.
- **도구**: 필요한 경우 패드, 작은 베개, 수건 또는 블록을 머리 아래에 둡니다.

▶ **준비 자세:**

① 바로 누운 자세로 무릎은 구부려 세우고 발은 골반 너비로 벌려 바닥에 놓습니다.

② 골반은 바닥과 수평을 이루고, 가능하면 중립에 있도록 합니다. 허리에 문제가 있는 경우 각인된 척추 자세를 취합니다.

③ 양손은 머리를 받치고 팔꿈치는 넓게 벌리되 시야에 보일 만큼 살짝 오므립니다.

▶ **운동 방법:**

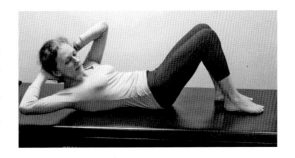

① 시작할 때 숨을 들이마신 다음, 내쉬면서 턱을 가슴 쪽으로 당기며 상체와 어깨를 바닥으로부터 들어 올리고, 왼쪽 팔꿈치가 오른쪽 무릎에 닿도록 합니다.

② 숨을 들이마시며 처음 자세로 돌아가고, 숨을 내쉬면서 오른쪽 팔꿈치가 왼쪽 무릎에 닿도록 합니다.

③ 숨을 들이마시며 처음 자세로 돌아갑니다.

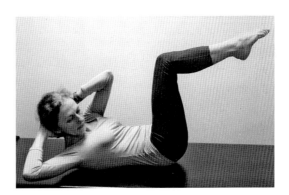

▶ **응용 동작: 강도를 높이려면**

테이블탑 자세로 동작을 해봅니다.

▶ **주의 사항:**

골반과 꼬리뼈는 매트 위에 고정하고 엉덩이뼈는 천장을 향하도록 유지합니다.

PART IV

유방 재건 수술 후 필라테스 프로그램
(TRAM or DIEP Flap Pilates Program)

이 운동은 유방 재건 수술(TRAM 또는 DIEP) 이후에 활용할 수 있습니다. 처음에는 바닥에 누워 있기가 어려울 수 있으므로 마사지 테이블 같은 높은 테이블, 리클라이너와 같은 조절 가능한 의자 또는 각도 조절이 가능한 침대에서 할 수 있도록 설계되었습니다. 누워 있는 것이 불편하다면 먼저 체어 필라테스 프로그램부터 시작하도록 합니다. (파트 5 참고)

의사의 지시에 따라 가슴 부위와 복부의 상태를 점검합니다. 팔과 엉덩이에 배액관이 있어 눕기가 어려울 수 있습니다. 회복 속도는 개인차가 있음으로 자신의 신체 상태를 주의 깊게 확인하도록 합니다.

림프부종의 위험이 있는 경우 의료 전문가가 권장하는 경우 압박 밴드와 압박 장갑을 착용하도록 합니다. 아령을 사용할 때 천천히 진행하고 아령 무게를 높이는 동시에 운동 횟수를 늘리지 마십시오. 0.5kg 정도의 가벼운 무게로 시작하도록 합니다.

허리에 문제가 있는 경우 항상 모든 운동을 중립 척추가 아닌 각인된 척추(Imprinted spine) 자세로 실행합니다. 척추에 골다공증이나 골감소증이 있는 경우 등을 구부리거나 돌리지 않도록 합니다.

항암 치료를 받고 있는 경우 의사의 권장 사항과 예방 조치를 준수하도록 합니다

1단계: 신체 보호

이 운동은 수술 후 배액관이 있는 상태에서 안전하게 수행할 수 있으며, 배액관을 제거한 후에도 계속할 수 있습니다. 각 운동을 몸의 양쪽에서 3~5회 반복합니다.

이 단계는 더 어려운 단계의 운동으로 진행하는 것이 편안해지고 의사의 지시가 있을 때까지 약 4~6주 동안 지속합니다. 운동은 더 쉽게 느껴져야 하고 다음 단계로 넘어가기에 불편함이 없어야 합니다. 운동이 일상이 되도록 제시된 순서대로 실행되어야 합니다.

이 단계의 운동 목표는 가슴과 팔의 운동 범위와 유연성이 손실되지 않고 조직이 치유되는 것을 보장하는 것입니다. 이때 복부와 가슴을 보호하기 위해 등을 구부린 자세일 가능성이 높습니다. 몸통을 굴리거나 비틀어 가슴에 압력을 가하지 않도록 합니다. 목욕, 옷 입기, 씻기 등을 할 때 팔과 어깨의 각도가 90°를 넘지 않는 선에서 손을 사용합니다. 운동의 2단계와 3단계로 넘어갈 때 1단계의 운동을 워밍업으로 사용하도록 합니다.

- 골반 끌어당기기: 척추 중립 유지하기와 척추 바닥에 닿기(Pelvic Tilts: Neutral and Imprinted Spine)

- 호흡하기(Breathing)
- 어깨뼈 들어올리고 내리기(Scapula Elevation and Depression)
- 어깨뼈 내밀고 오므리기(Scapula Protraction and Retraction)
- 척추 들어올리기(Bridging)
- 막대 들어올리기(Cane Raises)

2단계: 기능 회복

배액관(Drains)이 제거되면 회복이 잘 진행되고, 1단계 운동(수술 후 6~8주)이 편안해지면, 적어도 2주 동안 2단계 운동을 일상에 추가합니다. 이즈음이면 바로 누울 수 있을 것입니다. 일반적으로 의사의 확인을 받은 경우 수술 6주 후에는 백조(Swan) 자세를 시작할 수 있습니다.

각 운동을 3~5회 반복으로 시작하여 점차 5~8회까지 증가시킵니다.
- 발뒤꿈치 밀어내기(Heel Slides)
- 무릎 휘돌리기(Knee Stirs)
- 고양이 스트레치(Cat Stretch)
- 백조 자세(Swan)

3단계: 근력 강화

1단계와 2단계에서 통증이나 불편함 없이 운동을 할 수 있게 되고, 의사의 허락을 받은 경우 이 단계를 일상에 추가합니다. (수술 후 8~10주)

각 운동을 3~5회 반복으로 시작하여 점차 5~8회까지 증가합니다. 이 단계에서 매트로 전환할 수 있어야 합니다. 그렇지 않은 경우 재활과 관련하여 의사와 상담하는 것이 좋습니다.
- 윗몸 일으키기 100회(Hundred, Feet Down)
- 크리스 크로스(Criss Cross, Feet Down)
- 옆으로 누운 자세에서 다리로 원 그리기(Side Lying Leg Circles)
- 외발 스트레치(Single Leg Stretch)
- 엎드려 누운 자세에서 수영하기(Swimming)

• 팔다리 번갈아 들어올리기(Alternate Arm and Leg Lift)

모든 운동 동작은 최대 5~8회 반복 실시하는 것이 좋습니다. 하지만 사람마다 다르므로 자신이 할 수 있는 범위 내에서 실시해야 합니다. 하루하루가 다르게 느껴질 수 있음으로 자신에게 너그러워지세요.

다음 사항을 기억하세요:

• 필라테스 전후에 스트레칭을 하거나 따뜻한 샤워를 하여 몸을 따뜻하게 하도록 합니다.

• 머리 아래에 패드, 작은 베개나 수건 또는 블록을 놓으면 옆으로 눕거나 바로 누울 때 머리를 올바른 위치에 놓는 데 도움이 됩니다.

• 무릎 사이에 중간 크기의 공을 끼우면, 골반저근와 횡복근을 활성화하여 근육이 움직이는 것을 느낄 수 있도록 도와줍니다. 횡복근이 활성화될 때 복부에 떨림을 느낄 수 있습니다. 하지만 복부와 흉부 수술 후에 감각이 손상될 수도 있습니다.

• 피로를 방지하기 위해 운동 시 항상 팔과 다리를 번갈아 가며 실행하고, 필요하면 휴식을 취하도록 합니다.

• 수분을 유지하기 위해 물을 많이 마시도록 합니다.

• 중립 척추는 달성해야 할 목표입니다. 수술로 인해 처음에는 각인(Imprint) 자세만 가능할 수 있습니다.

누었을 때 좋은 자세는?(등을 대고 누운 자세)

매트 필라테스를 시작하기 전에 자세를 점검하여 올바르게 시작하고 있는지 확인하십시오.

■ 체크 리스트:

• 발 앞쪽과 발뒤꿈치에 같은 무게의 힘이 실어져 있고, 발이 무릎 아래에 정렬되어 있습니까? 발가락이 정면을 향하고 있습니까?

• 무릎 중앙이 가운뎃발가락과 정렬되어 있습니까? 양쪽 발에 같은 무게의 힘이 실려 있습니까?

• 무릎과 엉덩이가 일직선으로 정렬되어 있습니까? (엉덩이에서 무릎까지 가상의 선을 그립니다.)

- 골반이 바닥과 수평을 이루고 중립에 있습니까? 허리에 문제가 있는 경우 척추가 각 인되어 있습니까?
- 양쪽 엉덩이뼈가 천장을 향하고 있습니까?
- 팔이 양옆에 놓여 있습니까?
- 양어깨가 같은 높이에 있나요? 한쪽으로 올라가지 않았나요?
- 견갑골이 중립에 있고 앞으로 밀리지 않았습니까?
- 흉곽이 편안하게 내려가 있습니까?
- 턱이 들리지 않고 목은 길게 뻗어 있습니까?

머리와 목이 척추와 일직선으로 정렬되어 있습니까? 목이 구부러져 있거나 머리가 너무 앞쪽으로 빠져 있지 않습니까? (등을 대고 누울 때 정렬이 어긋나거나 목이 아플 경우, 패드, 작은 베개, 수건 또는 블록을 머리 아래에 지지하여 올바른 자세를 취하도록 합니다.)

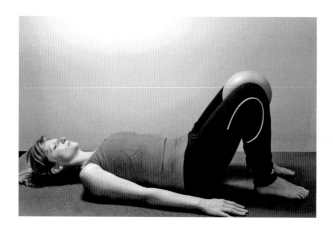

 바닥에 등을 대고 누울 수 없는 경우에는 전동 의자나 각도 조절이 가능한 침대에서 운동을 하도록 합니다. 이러한 자세가 불편하다면 체어 필라테스 프로그램을 실행합니다.

1단계

신체 보호

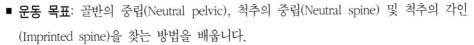

골반 끌어당기기: 척추 중립 유지하기와 척추 바닥에 닿기(Pelvic Tilts: Neutral and Imprinted Spine)

- **운동 목표**: 골반의 중립(Neutral pelvic), 척추의 중립(Neutral spine) 및 척추의 각인 (Imprinted spine)을 찾는 방법을 배웁니다.

  척추의 세 곡선—[경부(목), 흉부(중간), 요추(아래)]—이 모두 잘 보이고, 정렬이 잘 되어 있을 때 중립 척추의 자연스러운 자세라고 할 수 있습니다. 이것은 척추의 가 장 강한 자세이며 모든 움직임을 뒷받침하여 부상 위험을 줄여 줍니다. 중립 척추는 대부분의 필라테스 운동에서 척추의 이상적인 자세이지만, 수술 후에는 실행하기 어 려울 수 있습니다. 중립 척추를 할 수 없다면 척추를 각인하도록 합니다.

  각인된 척추는 허리를 평평하게 만들어 바닥과 틈이 없도록 붙이는 것입니다. 허리 가 모래밭에 가라앉는 느낌을 상상하며 골반을 위를 향해 회전시켜 봅니다. 각인은 두 다리를 바닥에서 들어올려야 하는 필라테스 운동이나 또는 허리에 문제가 있는 경우에 어떤 운동을 하더라도 허리를 보호하는 데 도움이 됩니다. 골반의 위치에 따 라 척추의 자세가 결정됩니다.

- **제한 사항**: 허리에 문제가 있는 경우에는 모든 운동을 항상 각인된 척추로 실시합니다.
- **도구**: (필요한 경우 머리 아래에) 패드, 작은 베개, 수건 또는 블록

  중간 크기의 공(선택 사항: 무릎 사이에 공을 놓고 꽉 조이는 운동은 골반저근과 횡 복근을 활성화하며, 무릎이 쓰러지는 것을 방지하는 데 도움이 됩니다.)

▶ **준비 자세:**

① 바로 누운 자세로 무릎은 구부려 세우고 발은 골반 너비로 벌려 바닥에 놓습니다.
② 양손의 약손가락과 새끼손가락을 엉덩이뼈에 올려놓고 검지는 치골을 향하도록 하 여 하트를 만듭니다.
③ 엄지손가락은 배꼽을 향하도록 합니다.

▶ **운동 방법:**

① 골반을 앞뒤로 여러 번 움직여서 양손이 같은 평면에 있고 바닥과 평행하게 되도록 합니다. 이것이 중립 골반입니다. 골반이 중립일 때 척추도 중립이 됩니다.
- 중립=엄지와 검지가 같은 평면에 있어야 하며 전반 경사와 후방 경사의 중간에 위치 해야 합니다.

② 중립에서 허리가 바닥에 평평하도록 골반을 위쪽으로 부드럽게 기울입니다. 엄지손 가락은 집게손가락보다 낮은 위치에 있게 됩니다. 이제 척추가 각인되었습니다.

● 각인=골반을 위 방향으로 부드럽게 기울입니다. 엄지손가락은 집게손가락보다 낮은 위치에 있게 됩니다. 이 자세는 다리를 바닥에서 들어 올리는 운동 또는 특정 자세 에서 허리를 지지하는 데 도움이 됩니다. 복부 근육을 사용하여 바닥으로 허리를 낮춥니다. 엉덩이나 허벅지에는 힘을 주지 말고 긴장을 풀어야 합니다.

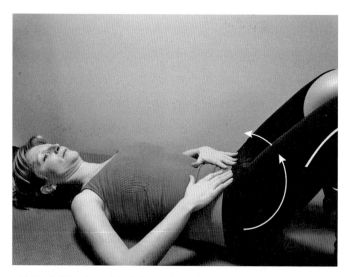

중립 자세를 하고 있습니다. 각인하려면 화살표를 따라 움직입니다.

호흡하기(Breathing)

- **운동 목표**: 흉곽 호흡의 필라테스 호흡법을 배우려면 가슴 부위를 이완하고 운동할 준비를 합니다. 이 호흡법은 수술 후 굳어진 대흉근을 늘리는 데 도움이 되며 횡복근을 활성화하는 방법을 배우는 데 도움이 됩니다. 불편함을 느끼면 항상 이 호흡법으로 돌아오도록 합니다.
- **제한 사항**: 없음.
- **도구**: 필요한 경우 패드, 작은 베개, 수건 또는 블록을 머리 아래에 둡니다.
  중간 크기의 공(선택 사항: 무릎 사이에 공을 놓고 꽉 조이면 골반저근과 횡복근을 활성화하고 무릎이 쓰러지는 것을 방지하는 데 도움이 됩니다.)

▶ **준비 자세:**

① 바로 누운 자세로 무릎은 구부려 세우고 발은 골반 너비로 벌려 바닥에 놓습니다.
② 골반은 바닥과 수평을 이루고, 가능하면 중립에 있도록 합니다. 허리에 문제가 있는 경우 각인된 척추 자세를 취합니다.
③ 손은 흉곽에 올려놓습니다.

▶ **운동 방법:**

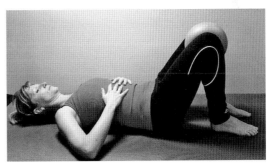

① 들이마시며 흉곽이 앞쪽, 옆쪽, 뒤쪽으로 확장되는 것을 느껴 보세요. 이를 흉곽 호흡이라고 합니다.
② 촛불을 끄듯이 입으로 숨을 내쉬며 흉곽이 작아지는 것을 느껴 봅니다.
  이 동작은 근육을 활성화하고 이완을 촉진하는 데 도움이 됩니다.

▶ **주의 사항:**

천천히 바닥에서 일어나세요. 대부분 심호흡에 익숙하지 않으므로 심호흡을 한 후 약간 어지러울 수 있습니다.

어깨뼈 들어 올리고 내리기(Scapula Elevation and Depression)

- **운동 목표**: 상부 및 중간 승모근을 포함한 어깨뼈(견갑골) 근육을 풀어주게 하고 어깨 운동을 준비합니다.
- **제한 사항**: 없음.
- **도구**: 필요한 경우 패드, 작은 베개, 수건 또는 블록을 머리 아래에 둡니다.
  중간 크기의 공(선택 사항: 무릎 사이에 공을 놓고 꽉 조이면 골반저근과 횡복근을 활성화하고 무릎이 쓰러지는 것을 방지하는 데 도움이 됩니다).

▶ **준비 자세:**

① 바로 누운 자세로 무릎은 구부려 세우고 발은 골반 너비로 벌려 바닥에 놓습니다.

② 골반은 바닥과 수평을 이루고, 가능하면 중립에 있도록 합니다. 허리에 문제가 있는 경우 각인된 척추 자세를 취합니다.

③ 팔은 양옆으로 길게 놓습니다.

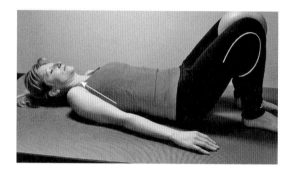

견갑골 올리기(Scapula Elevation))

▶ **운동 방법:**

① 숨을 들이마시며 견갑골을 귀 쪽으로 올립니다. 이것이 어깨뼈 올리기(Scapula Elevation)입니다.

② 숨을 내쉬면서 어깨뼈를 아래로 내립니다. 이것이 어깨뼈 내리

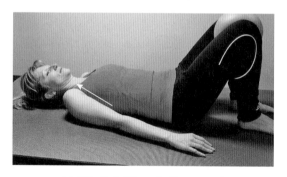

어깨뼈 내리기(Scapula Depression)

기(Scapula Depression)입니다. 어깨뼈가 부드럽게 미끄러져 뒷주머니 방향으로 움직이는 이미지를 떠올리세요.

▶ **주의 사항:**

양쪽 어깨가 매트에 붙어 있도록 유지하면서 위아래로 움직입니다. 어깨가 앞으로 둥글게 말리지 않도록 주의합니다.

어깨뼈 내밀고 오므리기(Scapula Protraction and Retraction)

■ **운동 목표**: 움직임을 대비해 준비 운동을 하고 올바른 어깨 움직임에 필요한 전거근 과 능형근을 포함한 견갑골 주변의 근육을 강화합니다.

■ **제한 사항**: 없음.

■ **도구**: 필요한 경우 패드, 작은 베개, 수건 또는 블록을 머리 아래에 둡니다.
중간 크기의 공(선택 사항: 무릎 사이에 공을 놓고 꽉 조이면 골반저근과 횡복근을 활성화하고 무릎이 쓰러지는 것을 방지하는 데 도움이 됩니다.)

▶ **준비 자세**:

① 바로 누운 자세로 무릎은 구부려 세우고 발은 골반 너비로 벌려 바닥에 놓습니다.

② 골반은 바닥과 수평을 이루고, 가능하면 중립에 있도록 합니다. 허리에 문제가 있는 경우 각인된 척추 자세를 취합니다.

③ 팔과 손끝은 천장을 향해 뻗고, 어깨 각도가 90°를 넘지 않도록 합니다.

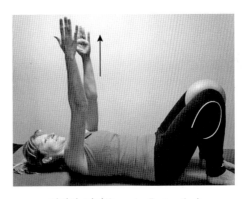

어깨뼈 밀기(Scapula Protraction)

▶ **운동 방법**:

① 숨을 들이마시고 천장을 향해 손가락 끝을 뻗습니다. 어깨뼈가 매트에서 들어 올려질 것입니다. 이것이 어깨뼈 밀기(Scapula Protraction)입니다.

② 숨을 내쉬면서 어깨뼈를 모아 줍니다.

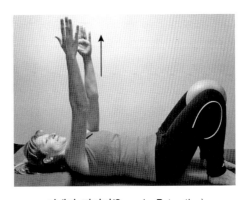

어깨뼈 당기기(Scapula Retraction)

어깨뼈에 호두를 넣고 깬다고 상상해 봅니다. 이것이 어깨뼈 당기기(Scapula Retr-action)입니다.

▶ 응용 동작:

탄력 밴드를 양손으로 잡아당깁니다.

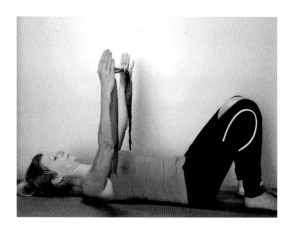

 바닥에 등을 대고 누울 수 없는 경우에는 전동 의자나 각도 조절이 가능한 침대에서 운동을 하도록 합니다. 이러한 자세가 불편하다면 체어 필라테스 프로그램을 실행합니다.

척추 들어올리기(Bridging)

- **운동 목표**: 척추, 허벅지 뒤쪽 부위, 둔부 근육을 풀어줍니다. 이 운동은 속옷과 바지를 더 쉽게 입고, 침대에서 자세를 더 쉽게 바꾸는 데 도움이 됩니다.
- **제한 사항**: 배액관이 있는 상태에서 회복할 때는 이 운동이 안전한지 의사와 상의해야 합니다.
- **도구**: 필요한 경우 패드, 작은 베개, 수건 또는 블록을 머리 아래에 둡니다.
  중간 크기의 공(선택 사항: 무릎 사이에 공을 놓고 꽉 조이면 골반저근과 횡복근을 활성화하고 무릎이 쓰러지는 것을 방지하는 데 도움이 됩니다.)

▶ **준비 자세:**

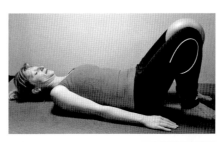

① 바로 누운 자세로 무릎은 구부려 세우고 발은 골반 너비로 벌려 바닥에 놓습니다.
② 골반은 바닥과 수평을 이루고, 가능하면 중립에 있도록 합니다. 허리에 문제가 있는 경우 각인된 척추 자세를 취합니다.
③ 팔은 양옆으로 길게 놓습니다.

▶ **운동 방법:**

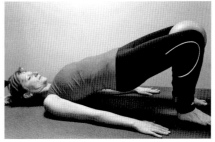

① 시작하면서 숨을 들이마시고, 척추를 각인하기 위해 골반을 위로 기울이면서 숨을 내쉽니다.
② 발뒤꿈치를 밀면서 척추를 매트에서 한 번에 하나씩 분절하여 들어 올립니다. 척추의 하부, 중부, 상부의 순서로 매트에서 떼어냅니다.
③ 골반을 움직이지 않고 멈춰 있을 수 있는 지점에서 그 자세를 유지하면서 숨을 들이마십니다. 양쪽 견갑골의 윗부분이 매트와 붙어 있어야 합니다.
④ 숨을 내쉬며 등 위쪽, 중간 등, 아래쪽 등 순서로 척추를 분절하여 매트 위로 내리며 처음의 중립 또는 각인 자세로 돌아옵니다. 척추를 천천히 굴리며 바닥에 내려놓는다고 생각하며 동작을 해봅니다.

▶ **주의 사항:**

양쪽 견갑골은 매트에 닿아 있도록 합니다. 골반이 앞뒤로 또는 좌우로 흔들리지 않도록 합니다.

막대 들어올리기(Cane Raises)

- **운동 목표**: 옷을 입거나 팔을 머리 위로 올릴 때 필요하며, 수술 후 종종 팽팽해지는 광배근을 늘리기 위해 어깨 근육의 운동 범위와 안정성을 향상시킵니다.
- **금기 및 제한 사항**: 팔은 90° 각도 내에서만 움직입니다.
  아직 배액관이 남아 있을 경우 의사의 지침에 따라 진행하도록 합니다.
- **도구**: 필요한 경우 패드, 작은 베개, 수건 또는 블록을 머리 아래에 둡니다.
  중간 크기의 공(선택 사항: 무릎 사이에 공을 놓고 꽉 조이면 골반저근과 횡복근을 활성화하고 무릎이 쓰러지는 것을 방지하는 데 도움이 됩니다.)
  폴대, 우산과 같은 긴 막대 또는 수건

▶ **준비 자세:**

① 바로 누운 자세로 무릎은 구부려 세우고 발은 골반 너비로 벌려 바닥에 놓습니다.

② 골반은 바닥과 수평을 이루고, 가능하면 중립에 있도록 합니다. 허리에 문제가 있는 경우 각인된 척추 자세를 취합니다.

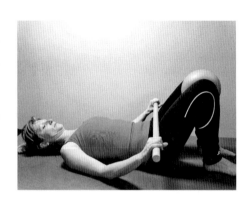

③ 팔은 폴대, 우산과 같은 긴 막대나 수건을 든 채로 골반 옆에 둡니다.

▶ **운동 방법:**

① 견갑골을 매트에 밀착시킨 상태로 시작하면서 숨을 들이마시고, 숨을 내쉬면서 팔과 어깨의 각도가 90°가 될 때까지 막대를 들어 올립니다.

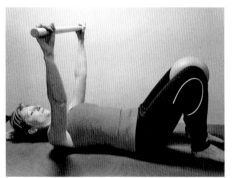

② 그 상태로 숨을 들이마시고, 처음 자세로 팔을 내리면서 숨을 내쉽니다.

▶ **주의 사항:**

견갑골이 매트 위에 붙어 있도록 유지하세요. 팔을 머리 위로 들어 올릴 때 흉곽이 튀어나오거나 등이 휘지 않도록 하십시오. 편안한 곳에서 운동하도록 합니다.

2단계

기능 회복

발뒤꿈치 밀어내기(Heel Slides)

- **운동 목표**: 골반 부위의 안정감을 증가시키고, 횡복근을 활성화하며, 허벅지 뒤쪽 근육의 유연성을 높여줍니다.
- **제한 사항**: 없음.
- **도구**: 필요한 경우 패드, 작은 베개, 수건 또는 블록을 머리 아래에 둡니다. 작은 토닝 볼(Toning balls)을 발가락 아래에 두거나, 작은 수건을 발아래에 두어 움직임을 용이하게 합니다.

▶ **준비 자세:**

① 바로 누운 자세로 무릎은 구부려 세우고 발은 골반 너비로 벌려 바닥에 놓습니다.

② 골반은 바닥과 수평을 이루고, 가능하면 중립에 있도록 합니다. 허리에 문제가 있는 경우 각인된 척추 자세를 취합니다.

③ 손은 골반 위에 올려놓습니다.

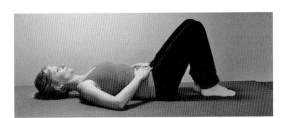
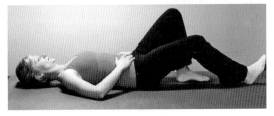
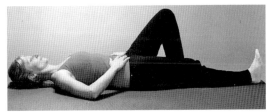

▶ **운동 방법:**

① 시작하면서 숨을 들이마시고, 숨을 내쉬면서 오른쪽 뒤꿈치를 밀어내며 다리를 뻗습니다.

② 숨을 들이마시며 처음 자세로 돌아옵니다.

③ 한쪽 다리로 모든 횟수를 반복한 후 다른 쪽 다리로 전환합니다.

④ 이것이 숙달되면 양쪽 다리를 번갈아 가며 실행합니다.

▶ **주의 사항:**

골반을 안정적으로 유지하고 흔들리지 않도록 합니다. 다리를 뻗을 때 양쪽 엉덩이가 천장을 향해야 합니다. 편안한 만큼만 다리를 뻗으십시오. 허벅지 뒤쪽이 팽팽하다면 다리를 끝까지 뻗지 못할 수 있습니다.

무릎 휘돌리기(Knee Stirs)

- **운동 목표**: 고관절의 긴장을 완화하고 고관절의 유연성을 높이며 다리를 움직일 때 골반을 안정시키는 방법을 배우도록 도와줍니다.
- **제한 사항**: 없음.
- **도구**: 필요한 경우 패드, 작은 베개, 수건 또는 블록을 머리 아래에 둡니다.

▶ **준비 자세**:

① 바로 누운 자세로 무릎은 구부려 세우고 발은 골반 너비로 벌려 바닥에 놓습니다.
② 골반은 바닥과 수평을 이루고, 가능하면 중립에 있도록 합니다. 허리에 문제가 있는 경우 각인된 척추 자세를 취합니다.
③ 팔은 양옆으로 길게 놓습니다.

▶ **운동 방법**:

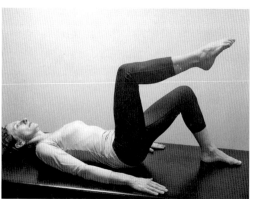

① 시작하면서 숨을 들이마십니다.
② 숨을 내쉬며 오른쪽 다리를 들어 올려 허벅지가 바닥과 수직이 되고 정강이가 바닥과 수평을 되도록 합니다. 왼쪽 발은 바닥에 붙어 있도록 합니다.
③ 숨을 들이마시며 오른쪽 다리를 왼쪽 다리 안쪽을 향해 원을 그리며 돌립니다.
   골반을 안정적으로 유지하기 위해 작은 케이크 접시만큼 작은 원을 그리도록 합니다.
④ 5~8회 반복한 후 원의 방향을 바깥 방향으로 전환합니다.
⑤ 모든 횟수를 반복한 후 다른 쪽 다리로 바꾸어 진행합니다.

▶ **주의 사항**:

골반을 안정적으로 유지하십시오. 꼬리뼈는 바닥에 그대로 있어야 합니다.
다리를 돌리면서 엉덩이가 흔들리지 않는지 확인하십시오. 엉덩이는 항상 천장을 향해야 합니다.

고양이 스트레치(Cat Stretch)

- **운동 목표**: 수술 후에 흔히 굳어 있는 허리를 스트레칭합니다.
- **제한 사항**: 척추에 골다공증이 있거나 림프부종이 있는 경우 이 운동은 적절하지 않습니다. 아래 변형 동작을 참고하세요. 무릎에 문제가 있는 경우 무릎 아래에 패드나 수건을 사용하도록 합니다.
- **도구**: 없음.

▶ 준비 자세:

① 네 발로 기어가는 자세로 엎드립니다.
② 손은 어깨 아래에 있습니다.
③ 무릎은 골반 아래에 골반 너비로 벌리고, 발등은 매트에 맞닿아 놓아둡니다.
④ 골반은 중립으로 바닥과 평행합니다.

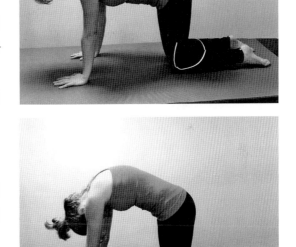

▶ 운동 방법:

① 시작할 때 숨을 들이마시고, 배를 안으로 집어넣으며 숨을 내쉽니다.
② 천천히 척추를 하나씩 등 쪽으로 들어 올려 고양이처럼 등이 아치 모양이 되도록 합니다. 등 아래쪽부터 등 가운데, 위쪽 등과 머리 순서로 움직입니다.
③ 이 자세를 유지하며 숨을 들이마십니다.
④ 숨을 내쉬면서 처음 자세로 되돌아옵니다.

▶ 주의 사항:

등을 아치 모양의 자세에서 펴면서 머리와 척추가 일직선이 되도록 유지합니다.

▶ 응용 동작: 강도를 줄이거나 혹은 림프부종이 있는 경우

몸의 무게를 지탱하기 위해 손목에 무리가 가지 않도록 양 무릎을 구부리고 테이블 위에 손을 짚고 선 상태에서 동작을 합니다.

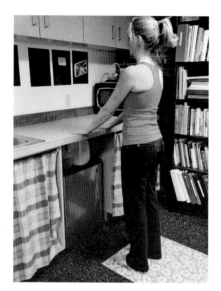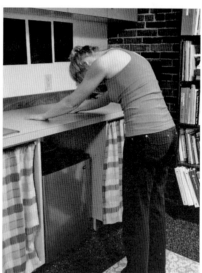

백조 자세(Swan)

- **운동 목표**: 견갑골과 등 근육을 강화하고, 어깨 이동성을 개선하며, 어깨를 이용해 체중 부하 운동을 할 수 있도록 준비합니다.
- **제한 사항**: 팔에 림프부종이 있는 경우에는 이 운동이 적합하지 않습니다. 팔은 무게를 지탱할 수 있도록 준비되어야 합니다. 변형 운동을 참고하세요.
- **도구**: 폼 롤러, 웨이트 볼 또는 수건

▶ 준비 자세:

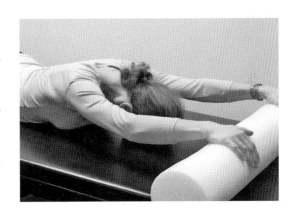

① 팔을 머리 위로 뻗고 팔꿈치를 약간 구부린 채로 엎드립니다.
② 폼 롤러나 웨이트 볼 또는 수건을 손에 잡습니다.
③ 이마는 매트 위에 놓습니다.
④ 다리는 골반 너비만큼 벌려 매트 위로 뻗습니다.
⑤ 치골이 매트와 맞닿도록 합니다.

▶ 운동 방법:

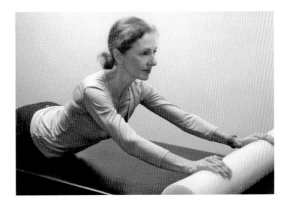

① 시작하면서 숨을 들이마십니다.
② 숨을 내쉬면서 손으로 폼 롤러(또는 웨이트 볼, 또는 수건)를 밀어내며 머리가 매트로부터 멀어지도록 뒤쪽으로 들어 올립니다. 상체를 들어올릴 때 견갑골은 귀에서 멀어지고, 치골은 매트 바닥에 붙어 있도록 합니다.
③ 이 자세를 유지하며 숨을 들이마십니다. 시선은 앞을 향합니다.
④ 내쉬면서 처음 자세로 돌아옵니다.

▶ 주의 사항:

허리 통증을 피하십시오. 통증을 느낀다면 상체를 너무 높이 들었을 수 있습니다. 상체를 들어 올리는 높이를 줄이거나 치골뼈 아래에 패드 또는 베개를 놓습니다. 통증이 지속되면 동작을 멈춥니다.

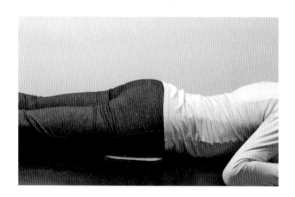

▶ 응용 동작

강도를 줄이거나 림프부종이 있는 경우, 몸통이 높게 들리지 않도록 양쪽 팔꿈치를 구부린 상태로 손바닥을 바닥에 대고 동작을 합니다. 베개 또는 패드로 복부를 보호해야 할 수도 있습니다.

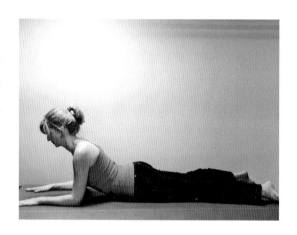

3단계

근력 강화

윗몸 일으키기 100회(Hundred, feet Down)

- **운동 목표**: 복부 근육과 전거근, 광배근과 같은 견갑골 근육을 강화하고 어깨 힘을 향상합니다.
- **제한 사항**: 척추에 골다공증이 있는 경우 머리를 들지 않은 상태로 동작을 하도록 합니다. 매트 바닥으로부터 머리를 들지 않도록 합니다.
- **도구**: (필요한 경우 머리 아래에) 패드, 작은 베개, 수건 또는 블록
  (선택 사항: 무릎 사이에 공을 놓고 꼭 조이는 운동은 골반저근과 횡복근을 활성화하고, 무릎이 쓰러지는 것을 방지하는 데 도움이 됩니다.)

▶ **준비 자세**:

① 바로 누운 자세로 무릎은 구부려 세우고 발은 골반 너비로 벌려 바닥에 놓습니다.

② 골반은 바닥과 수평을 이루고, 가능하면 중립에 있도록 합니다. 허리에 문제가 있는 경우 각인된 척추 자세를 취합니다.

③ 팔은 양옆으로 길게 놓습니다.

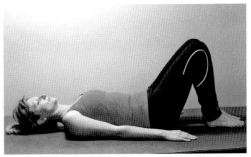

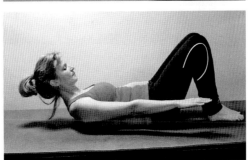

▶ **운동 방법**:

① 숨을 들이마시며 턱을 부드럽게 가슴 쪽으로 당깁니다.

② 숨을 내쉬며 팔을 발 쪽으로 뻗으면서 상체와 어깨를 바닥으로부터 들어 올립니다.

③ 배꼽을 바라보며 목을 편안하게 유지합니다.

④ 5비트 동안 숨을 들이마시고 5비트 동안 숨을 내쉬며 어깨 뒤에서 팔을 끌어올립니다. 이것이 10세트 중 1세트입니다. 10세트를 반복하여 100회가 되도록 하거나 가능한 횟수만큼 반복하도록 합니다.

▶ **주의 사항**:

팔꿈치나 머리가 아닌 견갑골 근육이 움직이도록 하세요. 목을 보호하려면 한 손으로 목 뒤를 받치고 동작을 합니다.

크리스 크로스(Criss Cross, Feet Down)

- **운동 목표**: 핵심 근육, 특히 몸을 비트는 사행근을 강화하여 몸통을 돌리거나 잠자리에서 옆으로 움직이는 데 도움을 줍니다.
- **제한 사항**: 척추에 골다공증이 있는 경우 이 운동을 하지 않도록 합니다.
- **도구**: (필요한 경우 머리 아래에) 패드, 작은 베개, 수건 또는 블록

▶ **준비 자세:**

① 바로 누운 자세로 무릎은 구부려 세우고 발은 골반 너비로 벌려 바닥에 놓습니다.
② 골반은 바닥과 수평을 이루고, 가능하면 중립에 있도록 합니다. 허리에 문제가 있는 경우 각인된 척추 자세를 취합니다.
③ 양손은 머리 뒤에 대고 넓게 벌리되 팔꿈치가 시야에 보일 만큼 살짝 오므립니다.

▶ **운동 방법:**

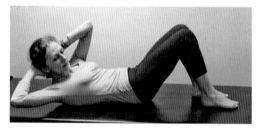

① 시작할 때 숨을 들이마시고 내쉬면서 턱을 가슴 쪽으로 당기며 상체와 어깨를 바닥으로부터 들어 올리고, 왼쪽 팔꿈치가 오른쪽 무릎에 닿도록 합니다.
② 숨을 들이마시며 처음 자세로 돌아가고, 숨을 내쉬며 오른쪽 팔꿈치가 왼쪽 무릎에 닿도록 합니다.
③ 숨을 들이마시며 처음 자세로 돌아갑니다.

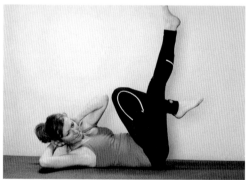

▶ **주의 사항:**

골반과 꼬리뼈는 매트 위에 고정하고 엉덩이뼈는 천장을 향하도록 유지합니다.

▶ **응용 동작: 심화 운동**

다리를 테이블탑 또는 천장으로 뻗은 상태로 같은 동작을 해봅니다.

옆으로 누운 자세에서 다리로 원 그리기(Side Lying Leg Circles)

- **운동 목표**: 핵심 근육을 안정시키면서 둔부, 엉덩이, 허벅지 근육을 강화하여 등이나 옆으로 누워 있을 때 침대에서 쉽게 일어날 수 있도록 도와줍니다.
- **제한 사항**: 목, 어깨, 팔꿈치 또는 손목 부상의 경우 머리를 베개, 블록 또는 받침 위에 올려놓습니다. 엉덩이 부위에 골다공증이 있거나 또는 다른 부상이 있는 경우, 아주 작은 원을 만들고 다리 상단을 들어 올리는 높이를 편안한 범위 내로 제한하십시오.
- **도구**: 필요한 경우 또는 팔 위에 머리를 대고 누웠을 때 불편한 경우에는 패드, 작은 베개, 수건 또는 블록을 머리 아래에 둡니다.

▶ **준비 자세:**

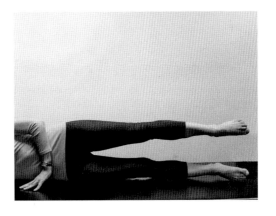

① 매트 가장자리 선과 등이 평행하게 어깨와 엉덩이 다리가 일직선이 되도록 옆으로 눕고, 발가락 끝은 포인(Pointe)합니다.
② 안정감을 위해 상단 팔을 매트에 고정합니다.
③ 머리는 뻗고 있는 아래쪽 팔로 받칩니다.
④ 흉곽이 바닥에서 들린 상태입니다.
⑤ 시선은 발이 아닌 앞쪽을 바라봅니다.

▶ **운동 방법:**

① 숨을 들이마시며 위쪽 다리를 골반 높이까지 들어 올립니다.
② 숨을 내쉬며 8~10인치 정도의 작은 원을 시계 방향으로 그립니다.
③ 반대로 시계 반대 방향으로 원을 그립니다.
④ 한쪽에서 5~6회 반복한 다음 다른 쪽으로 전환합니다.

▶ **주의 사항:**

골반을 안정적으로 유지하고 어깨와 목이 긴장되지 않도록 합니다. 골반을 앞뒤로 기울이지 않도록 하고 어깨와 엉덩이를 일직선으로 유지합니다.

▶ **응용 동작: 강도를 줄이려면:**

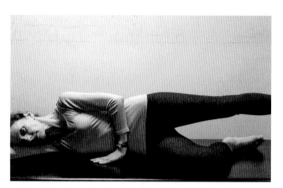

• 흉곽을 들어올리지 말고 매트
  위에 기댑니다.

• 발이 매트의 반대쪽 모서리에
  닿도록 골반 각도를 살짝 조정
  합니다.

• 아래쪽 다리를 구부려 몸의 무
  게를 더 지지할 수 있도록 합니다.

외발 스트레치(Single Leg Stretch)

- **운동 목표**: 엉덩이와 다리의 유연성을 유지하고 복부를 강화합니다.
- **제한 사항**: 척추에 골다공증이 있는 경우 매트에서 머리를 들어 올리지 말고 팔 동작은 생략하도록 합니다. 변형 운동을 참고하세요.
- **도구**: (필요한 경우 머리 아래에) 패드, 작은 베개, 수건 또는 블록

▶ **준비 자세:**

① 바로 누운 자세에서 테이블탑으로 다리를 들어 올립니다.
② 골반은 각인 상태입니다. (골반을 위로 기울임)
③ 팔은 양옆으로 길게 놓습니다.

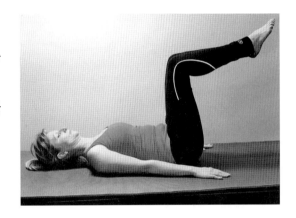

▶ **운동 방법:**

① 시작하면서 숨을 들이마십니다.
② 숨을 내쉬며 턱을 가슴 쪽으로 당기면서 상체와 어깨를 바닥에서 들어 올립니다.
③ 숨을 들이마시고, 오른쪽 다리는 가슴 쪽으로 당기고 왼쪽 다리는 45도 각도로 뻗어내며 숨을 내쉽니다.

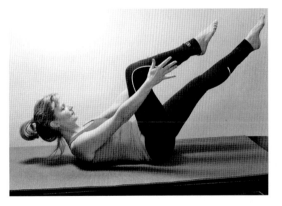

④ 숨을 들이마시고, 왼쪽 다리는 가슴 쪽으로 당기고, 오른쪽 다리는 45도 각도로 뻗어내며 숨을 내쉽니다.

▶ **주의 사항**

허리를 보호하기 위해 골반을 각인 상태로 하여 안정적으로 유지합니다. 다리의 위치를 바꿀 때 몸을 좌우로 흔들지 않도록 합니다.

▶ 응용 동작: 강도를 줄이려면:

매트에 머리를 대고 팔 동작은 생략합니다. 다리 동작만 하도록 합니다. 골반을 각인 상태로 유지합니다.

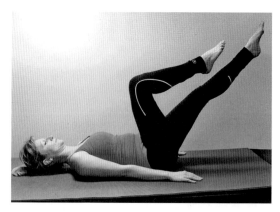

▶ 응용 동작: 강도를 높이려면:

다리 동작만 하면서 다리 높이를 낮추어 뻗어 봅니다.

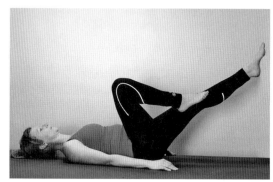

"나는 활동적이고 규칙적으로 운동하는 것이 수술 후 빠른 회복의 열쇠라고 굳게 믿습니다. 에너지 수준은 항암 치료에 의해 심각한 영향을 받지만 내가 한 최선의 방법은 운동이었습니다."

—보니 오(Bonnie O.)

엎드려 누운 자세에서 수영하기(Swimming)

- **운동 목표:** 어깨와 등 근육을 강화하고 자세를 개선합니다.

  이 운동은 침대에서의 자세를 변경하는 것과 같은 침대 이동성을 높여주며 팔을 위로 올리는 능력을 향상합니다. 척추에 골다공증이 있는 여성에게도 좋습니다.
- **제한 사항:** 협착증, 척추 용해 또는 척추정방전위증과 같은 문제가 있는 경우에는 이 운동을 실행하지 마십시오.
- **도구:** 작은 베개(선택 사항: 이마 아래에 놓을 수 있음.)

▶ **준비 자세:**

① 엎드려 누워 두 다리와 두 팔을 뻗습니다.
② 치골이 매트 바닥에 맞닿도록 합니다.

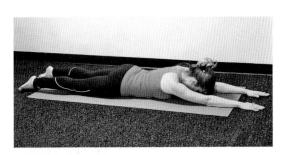

▶ **운동 방법:**

① 시작하면서 숨을 들이마십니다.
② 가슴과 머리를 바닥에서 들어 올리며 숨을 내쉽니다. 시선은 앞을 바라봅니다.

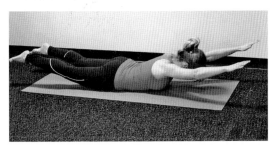

③ 숨을 들이마시고 내쉬면서 오른팔과 왼발을 올리고 왼팔과 오른발을 내리는 동작을 번갈아 가며 하는 수영 동작을 합니다.

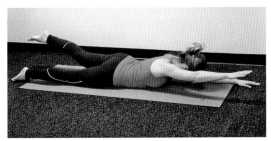

▶ 주의 사항:

　허리 통증에 주의하세요. 팔과 다리를 천천히 움직이며 시작하고, 허리에 불편함을 느낄 경우 팔과 다리를 동시에 움직이지 마십시오. 어깨가 불편한 경우에는 다리 동작만 하도록 합니다. 몸이 좌우로 흔들리지 않도록 핵심 근육을 그대로 유지합니다.

▶ 응용 동작:

　허리가 너무 휘어 있거나 복부가 불편한 경우 패드나 베개를 골반 아래에 받쳐 둡니다. 팔과 다리 동작을 각각 개별적으로 해보며 시작합니다.

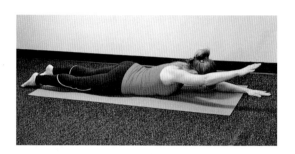

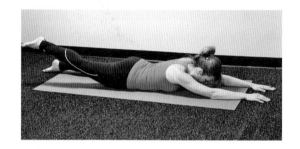

팔다리 번갈아 들어 올리기(Alternate Arm and Leg Lift)

- **운동 목표**: 코어, 허리, 둔부 근육을 강화합니다. 이 운동은 척추에 골다공증이 있는 여성에게 매우 효과적인 운동입니다.
- **제한 사항**: 림프부종의 위험이 있는 경우 이 운동을 위해 압박 밴드와 압박 장갑을 착용하고 사전에 워밍업 하도록 합니다. 손목을 곧게 유지하기 위해 손바닥에 무게를 싣도록 합니다. 손목이나 손에 너무 많은 불편함을 느끼는 경우 이 운동을 하지 않도록 합니다. 어떤 이유로든 중립 척추를 할 수 없는 경우 이 운동을 하지 않습니다.
- **도구**: 패드(선택 사항: 편안함을 위해 무릎 아래에 놓기.)

▶ **준비 자세**:

① 네 발로 기어가는 자세로 어깨 아래에 손이 위치하도록 합니다.

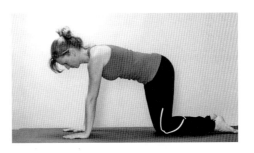

② 무릎은 골반 너비로 벌린 상태로 엉덩이 아래에 위치하고 발등은 매트에 맞닿도록 합니다.

③ 골반은 바닥과 평행하도록 중립 상태입니다.

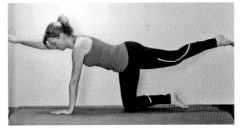

④ 목은 척추와 일직선이 되도록 하고 시선은 아래를 향합니다.

▶ **운동 방법**:

① 시작하면서 숨을 들이마십니다.

② 오른쪽 팔을 어깨 높이고 올리고, 왼쪽 다리는 골반 높이로 들어 올리며 숨을 내쉽니다.

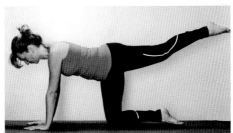

③ 이 상태에서 숨을 들이마십니다.

④ 숨을 내쉬며 팔과 다리를 내리고 처음 자세로 돌아옵니다.

⑤ 오른쪽 팔과 왼쪽 다리를 반복한 후 왼쪽 팔과 오른쪽 다리로 전환합니다.

▶ **주의 사항**:

골반이 바닥과 평행하고 몸통이 비틀리거나 돌지 않도록 안정적으로 유지합니다.

▶ 응용 동작: 강도를 높이려면:

팔 동작에 가벼운 아령(약 0.5~ 1kg)이나 웨이트 볼을 추가합니다. 의사의 허락을 받은 경우에만 아령을 사용하도록 합니다.

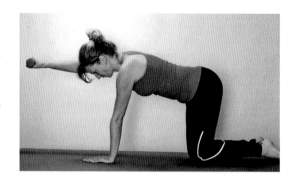

▶ 응용 동작: 강도를 줄이려면:

• 반복 횟수를 줄입니다.
• 한 번에 한쪽 팔 또는 한쪽 다 리만 동작을 합니다.

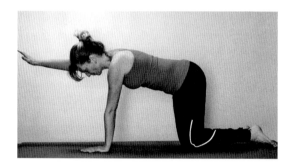

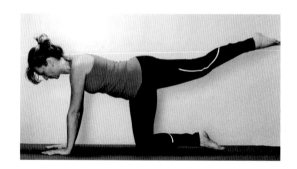

PART V

체어 필라테스 프로그램
(Chair Pilates Program)

체어 필라테스 프로그램은 서 있는 상태에서 눕는 자세로 바꾸는 데 어려움이 있는 경우에도 효율적으로 실행할 수 있습니다. 또한, 골다공증이 있거나 균형감이 좋지 않은 경우 팔과 등의 운동에 탁월합니다. 이 운동은 모든 유방암 수술 후에 시작하기 좋으며, 치료 중 지구력이 좋지 않은 경우에도 좋습니다.

최대의 효과를 얻기 위해 팔걸이가 없는 안정감 있는 의자를 선택합니다. 자세를 최적화하려면 의자 가장자리에 앉습니다.

유방 재건 수술(TRAM 또는 DIEP)을 받은 후 회복 중이거나 똑바로 앉는 것이 불가능한 경우 베개를 등 뒤에 사용할 수 있습니다.

림프부종의 위험이 있고 의료 전문가가 권장하는 경우 압박 밴드와 압박 장갑을 착용하도록 합니다. 아령을 사용할 때는 천천히 진행하고 무게를 높이는 동시에 반복 횟수를 늘리지 않도록 합니다. 0.5kg 정도의 가벼운 무게로 시작합니다.

유방 재건 수술을 진행 중이거나 받은 경우 의사의 지시가 있을 때까지 아령이나 탄력 밴드를 사용하지 말고 지시된 대로 운동 동작을 생략하거나 수정합니다.

허리 문제가 있는 경우 항상 모든 운동에 중립 척추가 아닌 각인된 척추 자세로 실행하도록 합니다.

척추에 골다공증이나 골감소증이 있는 경우 척추를 구부리지 않도록 합니다.

항암 치료를 받고 있는 경우 의사의 권장 사항과 예방 조치를 따르도록 합니다.

1단계: 신체 보호

이 운동은 수술 후 배액관이 제거되지 않은 상태에서 안전하게 수행할 수 있으며, 의료적 조치에 따라 배액관을 제거한 후에도 계속할 수 있습니다.

이 운동을 몸의 양쪽에서 각각 3~5회 반복합니다.

이 단계는 더 어려운 운동으로 진행하는 것이 편안해지고 의학적으로 극복될 때까지 약 4주 동안 지속됩니다. 운동은 더 쉽게 느껴져야 하고 다음 단계로 넘어가기 전에 불편함이 없어야 합니다. 운동이 일상이 되도록 제시된 순서대로 실행되어야 합니다.

이 단계의 목표는 가슴과 팔의 운동 범위와 유연성이 손실되지 않고 조직이 치유되는 것을 보장하는 것입니다. 운동의 2단계와 3단계로 넘어갈 때 1단계의 운동을 위밍업으로 활용하십시오

• 골반 끌어당기기: 척추 뒤로 당겼다가 이완하기(Pelvic Tilts: Imprint and Release)

- 밴드를 이용하여 호흡하기(Breathing with Band)
- 어깨뼈 들어올리고 내리기(Scapula Elevation and Depression)
- 어깨뼈 내밀고 오므리기(Scapula Protraction and Retraction)
- 어깨 돌리기(Shoulder Rolls)
- 히프 힌지(Hip Hinge)

2단계: 기능 회복

1단계 운동에 익숙해지면 일상에 2단계 운동을 2~4주 동안 추가합니다. 각 운동을 3~5회 반복으로 시작하여 점차 5~8회까지 증가시킵니다.

- 호흡하기 100회(Hundred)
- 의자에 앉아서 걷기(Marching)
- 팔 운동 시리즈(Arm Series)
- 나무 껴안기 자세(Hug a Tree)
- 가위 동작(Arm Scissors)
- 문 열기(Open the Door)
- W 형태로 팔 올리기(Up "W")
- 발뒤꿈치 밀어내기(Heel Slides)

3단계: 근력 강화

1단계와 2단계에서 통증이나 불편함 없이 운동을 할 수 있게 되면(수술 후 약 6~8주) 이 단계를 일상에 추가합니다. 각 운동을 3~5회 반복으로 시작하여 점차 5~8회까지 증가합니다.

- 팔 벌리고 제자리 걷기(Marching with Arm Lifts)
- 두 팔 교차하며 제자리 걷기(Marching with Arm Scissors)
- 밴드로 노 젓기(Rowing with Band)

모든 운동 동작은 최대 5~8회 반복하는 것이 좋습니다. 그러나 사람마다 다르므로 자신이 할 수 있는 범위 내에서 실행해야 합니다. 하루하루 다르게 느낄 수 있음으로 자신에게 너그러워지세요.

.다음 사항을 기억하세요:

- 필라테스 전후에 스트레칭을 하거나 따뜻한 샤워를 하여 몸을 따뜻하게 합니다.
- 통증이나 불편함 없이 똑바로 앉을 수 없는 경우 등 뒤에 베개를 놓아 지지할 수 있습니다.
- 무릎 사이에 중간 크기의 공을 끼우면, 골반저와 횡복근을 활성화하여 근육이 움직이는 것을 느낄 수 있도록 도와줍니다. 횡복근이 활성화될 때 복부에 떨림을 느낄 것입니다. 그러나 복부와 흉부 수술 후에는 감각이 손상될 수 있습니다.
- 피로를 방지하기 위해 운동 시 항상 팔과 다리를 번갈아 가며 실행하고 필요하면 휴식을 취하도록 합니다.
- 수분을 유지하기 위해 물을 많이 마시도록 합니다.

좋은 앉은 자세란?

구부러진 자세로 앉아 있으면 허리 디스크에 많은 압력이 가해집니다.

모든 운동 시 척추와 골반을 올바르게 정렬하고 가능하면 중립 상태에서 시작하여 운동을 올바르게 수행하도록 합니다.

체크 리스트:

- 의자의 가장자리에 앉아 있습니까?
- 양쪽 발은 같은 무게의 힘이 실린 상태로, 앞을 향해 평평하게 바닥에 놓여져 있고, 골반 너비로 벌린 상태입니까?
- 엉덩이의 각도가 90°입니까?
- 무릎이 골반 너비로 떨어져 있습니까? 골반이 중립에 있습니까?

약손가락과 새끼손가락을 엉덩이뼈에 올려놓고 엄지손가락은 배꼽 위쪽에 놓아 하트를 만듭니다. 엄지손가락이 약지와 새끼손가락 높이로 수평이 될 때까지 골반을 앞뒤로 움직입니다. 이것이 중립입니다.

- 꼬리뼈가 아닌 좌골뼈로 앉아 있습니까?

중립 골반을 유지하려면 좌골이 의자에 닿는 것을 느껴야 합니다. 좌골을 찾으려면 엉덩이 아래에 손바닥을 넣어 보세요. 가장 두드러진 뼈입니다. 제대로 앉아 있다면 좌골이 뾰족하게 손에 느껴질 것입니다. 몸을 구부렸을 때 좌골은 평평하게 느껴집니다. 척추가 앞쪽으로 너무 많이 휘거나 구부러진 자세를 취하면 모든 체중이 허벅지 뒤쪽에 실리게 됩니다.

- 흉곽이 엉덩이 위에 있습니까?
- 귀가 어깨 위에 있습니까?
- 어깨가 엉덩이 위에 있습니까?
- 눈은 정면을 바라보고 있습니까?
- 머리 위로 나를 들어 올리는 것 같은 상상의 끈이 느껴지나요?

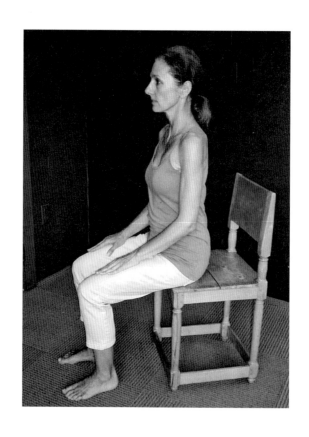

1단계

신체 보호

골반 끌어당기기: 척추 뒤로 당겼다가 이완하기(Pelvic Tilts: Imprint and Release)

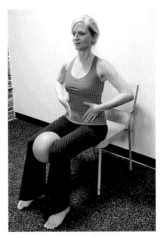

- **운동 목표**: 핵심 근육을 활성화하고, 척추의 긴장을 완화하고, 앉은 상태에서 골반을 각인하는 방법을 배웁니다.
- **제한 사항**: 없음.
- **도구**: 팔걸이가 없는 의자

▶ **준비 자세:**

① 의자 가장자리에 앉습니다.
② 골반은 중립이거나 허리에 문제가 있는 경우 각인된 자세를 취합니다.
③ 흉곽은 골반 위에 정렬합니다.
④ 눈은 정면을 바라봅니다.
⑤ 약지와 새끼손가락은 엉덩이뼈 앞에 두고, 집게손가락은 아래쪽으로 향하고, 엄지손가락은 배꼽 위의 흉곽에 놓습니다.

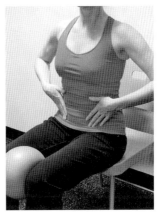

Neutral

▶ **운동 방법:**

① 숨을 들이마십니다.
② 숨을 내쉬며 골반을 의자 쪽으로 부드럽게 기울여 각인 자세를 취합니다. 등 아랫부분이 둥글게 되고 활성화됩니다. 네 손가락은 엄지손가락보다 높아집니다.
③ 이 상태에서 숨을 들이마십니다.
④ 처음 자세로 돌아가면서 숨을 내쉽니다. 엄지와 나머지 네 손가락은 같은 높이에 있어야 합니다.

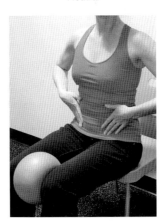

Imprinted

밴드를 이용해 호흡하기(Breathing with Band)

- **운동 목표**: 흉곽 호흡이라고 하는 필라테스 호흡법을 배우고, 운동을 할 준비를 하고 몸의 이완을 촉진합니다. 통증을 느낄 때는 언제든지 이 운동으로 돌아갈 수 있습니다.

- **제한 사항**: 보형물을 이용한 유방 재건 프로그램을 진행 중이거나 유방 재건 수술 (TRAM 또는 DIEP)을 받은 경우 탄력 밴드의 사용을 제한하고 손을 흉곽에 올려놓고 실행합니다.

- **도구**: 팔걸이가 없는 의자, 운동 밴드

▶ **준비 자세:**

① 척추와 골반을 중립에 두거나 허리에 문제가 있는 경우 각인된 상태로 의자 가장자리에 앉습니다.
② 흉곽은 골반 위에 정렬합니다.
③ 눈은 정면을 바라봅니다.
④ 밴드로 브라(bra) 라인을 따라 등을 감싸고 몸 앞에서 교차하여 밴드 끝을 양손으로 잡습니다.

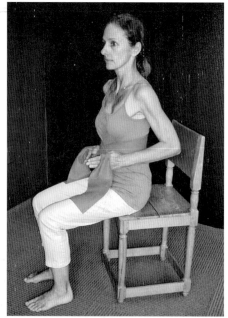

▶ **운동 방법:**

① 코로 숨을 들이마시며 흉곽이 앞쪽, 옆쪽, 뒤쪽으로 확장되는 것을 느껴 봅니다. 밴드 또한 확장됩니다.
② 촛불을 끄듯이 입으로 숨을 내쉬며 흉곽이 작아지는 것을 느껴 봅니다.

어깨뼈 들어올리고 내리기(Scapula Elevation and Depression)

- **운동 목표**: 목, 어깨, 등 위쪽의 긴장을 완화하고 어깨뼈(견갑골) 근육을 활성화합니다.
- **제한 사항**: 없음.
- **도구**: 팔걸이가 없는 의자

  중간 크기의 공(선택 사항: 무릎 사이에 공을 놓고 꽉 조이면 골반저근과 횡복근을 활성화하며, 무릎이 쓰러지는 것을 방지하는 데 도움이 됩니다.)

▶ **준비 자세**:

① 의자 가장자리에 앉습니다.
② 골반은 중립이거나 허리에 문제가 있는 경우 각인됩니다.
③ 흉곽은 골반 위에 정렬합니다.
④ 눈은 정면을 바라봅니다.
⑤ 팔은 양옆으로 바닥을 향해 내려놓습니다.

▶ **운동 방법**:

① 숨을 들이마시며 어깨뼈를 귀 쪽으로 들어 올립니다.
② 숨을 내쉬며 어깨뼈를 아래로 내려 손가락이 의자 바닥에 닿도록 합니다.

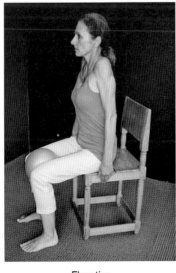
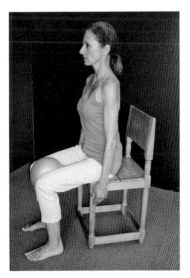

Elevation   Depression

어깨뼈 내밀고 오므리기(Scapula Protraction and Retraction)

- **운동 목표**: 어깨 근육을 풀어주고 올바른 어깨 운동을 할 수 있도록 합니다.
- **제한 사항**: 없음.
- **도구**: 팔걸이가 없는 의자
  중간 크기의 공(선택 사항: 무릎 사이에 공을 놓고 꽉 조이면 골반저근과 횡복근을 활성화하며, 무릎이 쓰러지는 것을 방지하는 데 도움이 됩니다.)

▶ **준비 동작:**

① 의자 가장자리에 앉습니다.
② 골반은 중립이거나 허리에 문제가 있는 경우 각인됩니다.
③ 흉곽은 골반 위에 정렬합니다.
④ 눈은 정면을 바라봅니다.
⑤ 팔은 손바닥이 마주 보도록 하여 어깨 높이까지 들어 올립니다.

▶ **운동 방법:**

① 숨을 들이마시며 아이를 껴안는 것처럼 손끝을 뻗습니다.
이것이 외전입니다.

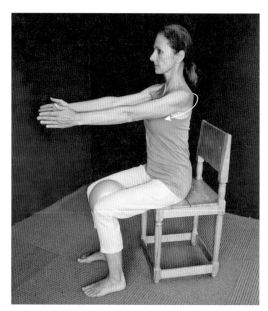

Protraction

② 어깨뼈를 천천히 모으면서 당기며
숨을 내쉽니다. 이것이 내전입니다.

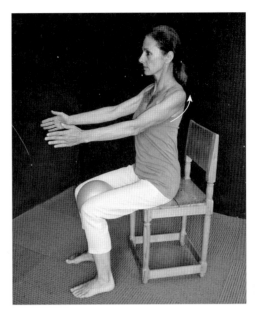

Retraction

▶ 응용 동작: 강도를 높이려면:

• 0.5~1kg의 아령을 추가합니다.
보형물을 이용한 유방 재건 프로그램
을 진행 중이거나 유방 재건 수술
(TRAM 또는 DIEP)을 받은 경우 의
사의 지시가 있을 때까지 아령을 사
용하지 않도록 합니다.

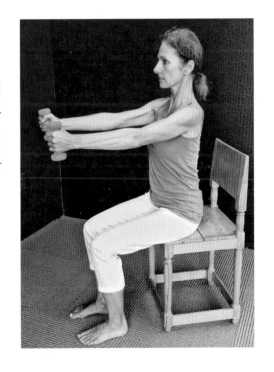

어깨 돌리기(Shoulder Rolls)

- **운동 목표**: 운동에 대비하여 어깨 근육을 풀어줍니다.
- **제한 사항**: 없음.
- **도구**: 팔걸이가 없는 의자

  중간 크기의 공(선택 사항: 무릎 사이에 공을 놓고 꽉 조이면 골반저근과 횡복근을 활성화하며, 무릎이 쓰러지는 것을 방지하는 데 도움이 됩니다.)

▶ **준비 자세:**

① 의자 가장자리에 앉습니다.
② 골반은 중립이거나 허리에 문제가 있는 경우 각인된 자세를 취합니다.
③ 흉곽은 엉덩이 위에 있습니다.
④ 눈은 정면을 바라봅니다.

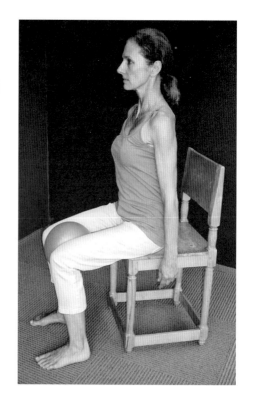

▶ 운동 방법:

① 숨을 들이마시며 어깨를 귀 쪽으로 올려
  어깨 뒤로 돌립니다.

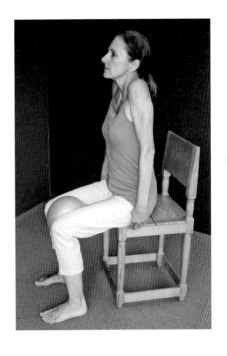

② 어깨를 아래로 내리면서 숨을 내쉽니다. 어
  깨를 등 쪽으로 원을 그리며 돌린다고 상
  상해 보세요. 어깨를 올리고, 돌리고, 내린
  다고 생각하세요. 통증이 있으면 원을 작게
  그리고 심호흡 운동을 합니다.

③ 5~8회 반복한 다음 머리 쪽으로 방향을 바
  꾸어 실행합니다.

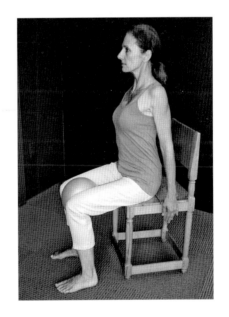

히프 힌지(Hip Hinge)

- **운동 목표**: 다리와 코어를 강화하여 의자에서 일어나거나 변기에서 더 쉽게 일어날 수 있도록 합니다. 이것은 척추에 골다공증이 있는 경우 골반을 움직이는 방법과 앉은 자세에서 일어나면서 발에 체중을 싣는 방법을 배우는 데 효과적인 운동입니다.
- **제한 사항**: 말초신경병증이 있는 경우 튼튼한 신발을 착용하십시오.
- **도구**: 팔걸이가 없는 의자

▶ **준비 자세:**

① 의자 가장자리에 앉습니다.
② 골반은 중립이거나 허리에 문제가 있는 경우 각인된 자세를 취합니다.
③ 흉곽을 골반 위에 정렬합니다.
④ 눈은 정면을 바라봅니다.
⑤ 손바닥의 아랫부분을 고관절에 올려놓습니다.

▶ **운동 방법:**

① 숨을 들이마십니다.
② 몸을 앞으로 숙여 고관절을 구부리면서 내
쉽니다. 발뒤꿈치에 무게를 싣고 몸을 밀
어 올립니다.

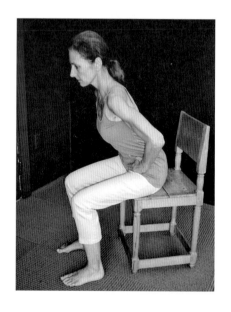

③ 무릎을 구부려 발뒤꿈치에 무게가 실리도록
하면서 의자의 가장자리에 다시 앉습니다.

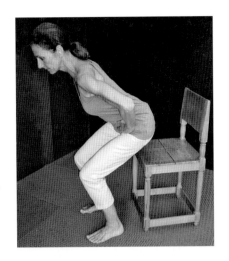

▶ 응용 동작:

다리의 힘이 약할 경우 손바닥을 허벅지 위에
올려놓으면 도움이 됩니다.

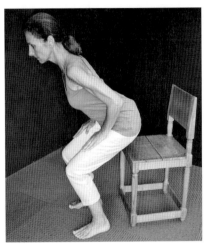

2단계

기능 회복

호흡하기 100회(Hundred)

- **운동 목표**: 어깨와 복부의 힘을 증가시키고 림프 배수를 촉진합니다.
- **제한 사항**: 없음.
- **도구**: 팔걸이가 없는 의자

  중간 크기의 공(선택 사항: 무릎 사이에 공을 꽉 조이면 골반저근과 횡복부 근육을 활성화하고, 무릎이 쓰러지는 것을 방지하는 데 도움이 됩니다.)

▶ **준비 자세**:

① 의자 가장자리에 앉습니다.
② 골반은 중립이거나 허리에 문제가 있는 경우 각인된 자세를 취합니다.
③ 흉곽은 골반 위에 정렬합니다.
④ 눈은 정면을 바라봅니다.
⑤ 팔은 양옆으로 내려놓습니다.

▶ **운동 방법**:

① 시작하면서 숨을 들이마십니다.
② 손바닥을 아래로 향한 상태에서 팔을 어깨 높이까지 들어 올리면서 숨을 내쉽니다.
③ 5비트 동안 숨을 마시고 5비트 동안 숨을 내쉬며 어깨 뒤에서 팔을 끌어올립니다. 이 것이 10세트 중 1세트입니다. 10세트를 반복하여 100회가 되도록 하거나 가능한 횟수 만큼 반복하도록 합니다. 완전한 동작을 달성할 때까지 또는 최대한 많은 세트를 실행하도록 합니다.

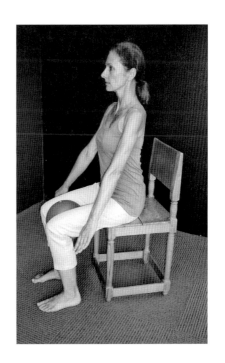

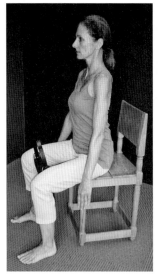 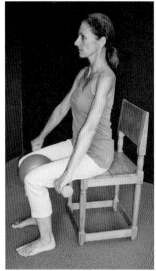 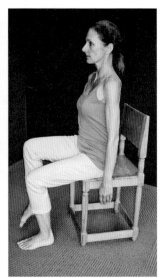

▶ 응용 동작: 강도를 높이려면:

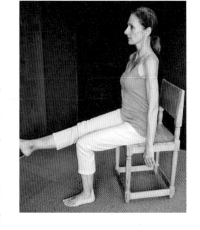

- 무릎 사이에 서클링을 추가합니다.
- 가벼운 웨이트(0.5~1kg)를 추가합니다. 유방 절제술 또는 유방 재건 수술(TRAM 또는 DIEP)을 받았거나 보형물을 이용한 유방 재건 프로그램을 진행 중인 경우 의사의 지시가 있을 때까지 아령을 사용하지 않도록 합니다.
- 한쪽 무릎을 들고 팔을 50번 끌어올립니다. 그런 다음 다른 쪽 무릎을 들고 실행해 헌드레드를 완료합니다.
- 한쪽 다리를 펴고 팔을 50번 끌어올립니다. 그런 다음 다른 쪽 다리를 펴고 실행하여 헌드레드를 완료합니다.

의자에 앉아서 걷기(Marching)

- **운동 목표**: 더 쉽게 걸을 수 있도록 복부와 다리를 강화합니다.
- **금기 및 제한 사항**: 없음.
- **도구**: 팔걸이가 없는 의자

▶ **준비 자세**:

① 의자 가장자리에 앉습니다.
② 골반은 중립이거나 허리에 문제가 있는 경우 각인된 자세를 취합니다.
③ 흉곽은 골반 위에 정렬합니다.
④ 눈은 정면을 바라봅니다.
⑤ 팔은 양옆으로 내려놓습니다.

▶ **운동 방법**:

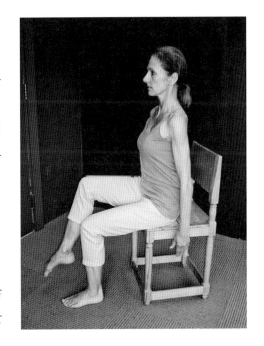

① 시작하면서 숨을 들이마십니다.
② 오른쪽 무릎을 몇 센티미터 정도만 들어 올리며 숨을 내쉽니다.
③ 숨을 들이마시며 발을 바닥에 내려놓고, 왼쪽 다리를 들어 올리며 숨을 내쉽니다.
   걷듯이 다리를 교차하세요.

▶ **주의 사항**:

골반이 좌우로 또는 앞뒤로 흔들리지 않도록 복부 근육을 사용하여 가능한 한 안정적으로 유지하도록 합니다.

팔 운동: 나무 껴안기(Arm Series: Hug a Tree)

- **운동 목표**: 팔 운동 시리즈의 네 가지 운동 중 두 가지를 실행합니다. 나무 껴안기 (Hug a Tree) 동작은 가슴을 이완하고 중간 등 근육을 강화합니다.
- **제한 사항**: 보형물을 이용한 유방 재건 프로그램을 진행 중인 경우 이 운동을 생략 해야 할 수 있습니다. 전문의와 상의하도록 합니다.
- **도구**: 팔걸이가 없는 의자
  중간 크기의 공(선택 사항: 무릎 사이에 공을 놓고 꽉 조이면 골반저근과 횡복근을 활성화하며, 무릎이 쓰러지는 것을 방지하는 데 도움이 됩니다.)

▶ **준비 자세:**

① 의자 가장자리에 앉습니다.
② 골반은 중립이거나 허리에 문제가 있는 경우 각인된 자세를 취합니다.
③ 흉곽은 골반 위에 정렬합니다.
④ 눈은 정면을 바라봅니다.
⑤ 팔은 팔꿈치가 편안한 상태로 T자 모양으로 뻗습니다. 손바닥은 앞을 향합니다.

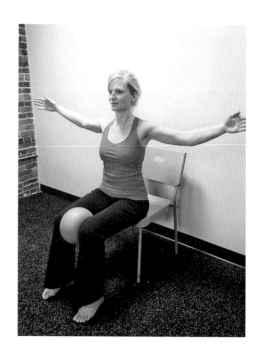

▶ 운동 방법:

① 시작하면서 숨을 들이마십니다.

② 큰 나무를 껴안는 것처럼 팔을 모으면서 숨을 내쉽니다.

③ 그 상태에서 숨을 들이마십니다.

④ 숨을 내쉬면서 처음 자세로 돌아갑니다.

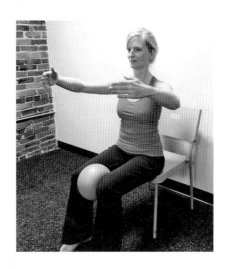

▶ 주의 사항:

등의 견갑골 근육을 움직이도록 합니다. 이 운동에서는 팔의 움직임을 최소화합니다.

▶ 응용 동작: 강도를 높이려면:

가벼운 아령(0.5~1kg)을 추가합니다. 유방 재건 수술을 진행 중이거나 받은 경우 의사의 지시가 있을 때까지 아령을 사용하지 않도록 합니다.

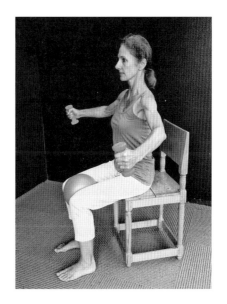

적절한 견갑대 생체 역학과 등 강화에 중점을 둔 운동이 내가 가슴을 보호하려고 취했던 구부정한 자세를 교정하는 데 도움이 되었습니다.

- 베스 마스트(Beth Mast)

팔 운동: 가위 동작(Arm Series: Scissors)

- **운동 목표**: 팔 운동 시리즈의 네 가지 운동 중 두 가지를 실행합니다. 팔 교차하기는 몸의 측면과 광배근을 포함한 겨드랑이 아랫부분을 이완하여, 자켓과 모자와 같은 것을 벗거나 창문을 닦을 때 필요한 동작을 할 수 있도록 준비하는 운동입니다.
- **금기 및 제한 사항**: 유방 재건 프로그램을 진행 중인 경우 이 운동이 적절하지 않을 수 있습니다. 의사와 상의하도록 합니다.
- **도구**: 팔걸이가 없는 의자

  중간 크기의 공(선택 사항: 무릎 사이에 공을 놓고 꽉 조이면 골반저근과 횡복근을 활성화하며, 무릎이 쓰러지는 것을 방지하는 데 도움이 됩니다.)

▶ **준비 자세:**

① 의자 가장자리에 앉습니다.
② 골반은 중립이거나 허리에 문제가 있는 경우 각인된 자세를 취합니다.
③ 흉곽은 골반 위에 정렬합니다.
④ 눈은 정면을 바라봅니다.
⑤ 팔은 손바닥이 마주 보도록 하여 어깨 높이까지 들어올립니다.

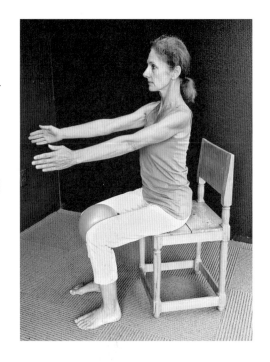

▶ 운동 방법:

① 시작하면서 숨을 들이마십니다.

② 오른쪽 팔은 천장을 향해 올리고 왼팔은 바닥을 향해 내리며 숨을 내쉽니다.

③ 두 팔을 다시 중앙으로 가져오면서 숨을 들이마십니다.

④ 숨을 내쉬며 왼팔을 천장으로 올리고, 오른팔을 바닥을 향해 내립니다.

⑤ 두 팔을 중앙으로 되돌리면서 숨을 들이마십니다.

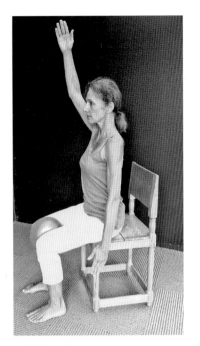

▶ 변형 운동: 강도를 높이려면:

가벼운 아령(0.5~1kg)를 추가합니다. 유방 재건 수술(TRAM 또는 DIEP)을 받았거나 보형물을 이용한 유방 재건 프로그램을 진행 중인 경우 의학적 승인이 있을 때까지 아령을 사용하지 않도록 합니다.

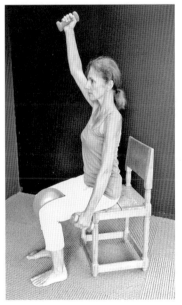

팔 운동: 문 열기(Arm Series: Open the Door)

- **운동 목표**: 팔 운동 시리즈의 네 가지 운동 중 두 가지를 실행합니다. 문 열기 운동은 어깨 뒤쪽에 위치한 회전근개의 근력을 향상시키고 자세를 개선합니다. 이 근육은 어깨 기능에 매우 중요합니다.
- **금기 및 제한 사항**: 없음.
- **도구**: 팔걸이가 없는 의자
  중간 크기의 공(선택 사항: 무릎 사이에 공을 놓고 꽉 조이면 골반저근과 횡복근을 활성화하며, 무릎이 쓰러지는 것을 방지하는 데 도움이 됩니다.)

▶ **준비 자세:**

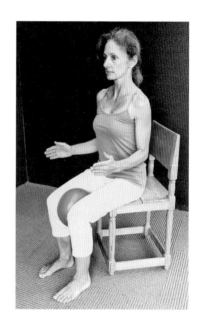

① 의자 가장자리에 앉습니다.
② 골반은 중립이거나 허리에 문제가 있는 경우 각인된 자세를 취합니다.
③ 흉곽은 골반 위에 정렬합니다.
④ 눈은 정면을 바라봅니다.
⑤ 팔꿈치를 90도 각도로 구부려 허리에 붙입니다. 손바닥은 엄지손가락이 위로 가도록 서로 마주 보도록 합니다.

▶ 운동 방법:

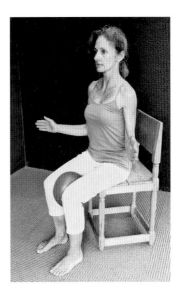

① 시작하면서 숨을 들이마십니다.

② 팔꿈치를 허리에 붙인 상태에서 양팔을 옆으로 벌리며 숨을 내쉽니다.

③ 그 상태에서 숨을 마십니다.

④ 양팔을 다시 제자리로 되돌리며 숨을 내쉽니다

▶ 응용 동작: 강도를 높이려면:

가벼운 아령(0.5~1kg) 또는 가벼운 탄력 밴드를 추가합니다. 유방 절제술 또는 유방 재건 수술(TRAM 또는 DIEP)을 받았거나 보형물을 이용한 유방 재건 프로그램을 진행 중인 경우 의학적 승인이 있을 때까지 아령을 사용하지 않도록 합니다.

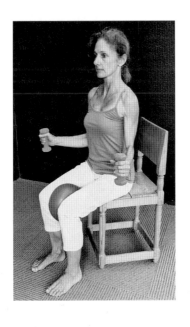
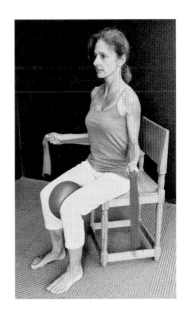

팔 운동: W 형태로 팔 올리기(Arm Series: up "W")

- **운동 목표**: 팔 운동 시리즈의 네 가지 운동 중 두 가지를 실행합니다. "W" 모양으로 팔 올리기는 가슴 근육을 이완하고 등 근육을 강화하며 좋은 자세를 취하도록 돕습니다.

- **제한 사항**: 보형물을 이용한 유방 재건 프로그램을 진행 중이거나 유방 재건 수술 (TRAM 또는 DIEP)을 받은 경우 어깨의 각도를 90° (어깨 높이) 이내로 의학적 승인이 있을 때까지 탄력 밴드를 사용하지 않도록 합니다.

- **도구**: 팔이 없는 의자

  중간 크기의 공(선택 사항: 무릎 사이에 공을 놓고 꽉 조이면 골반저근과 횡복근을 활성화하며, 무릎이 쓰러지는 것을 방지하는 데 도움이 됩니다.)

▶ **준비 자세:**

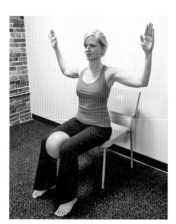

① 의자 가장자리에 앉습니다.
② 골반은 중립이거나 허리에 문제가 있는 경우 각인된 자세를 취합니다.
③ 흉곽은 골반 위에 정렬합니다.
④ 눈은 정면을 바라봅니다.
⑤ 손바닥은 정면을 향한 상태로 팔꿈치를 구부려 두 팔을 "W" 모양으로 어깨 높이까지 들어 올립니다.

▶ **운동 방법:**

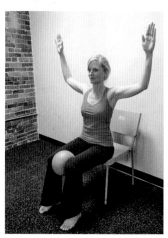

① 팔을 양쪽으로 벌린 상태에서 숨을 들이마십니다.
② 숨을 내쉬며 양팔을 천장을 향해 들어 올립니다.
③ 이 상태에서 숨을 들이마십니다.
④ 숨을 내쉬며 처음 자세로 돌아옵니다.

▶ 응용 동작:

동작을 하며 가슴 근육을 열 때 팔에 통증이 유발하지 않는 자세를 유지합니다. 팔을
뒤쪽으로 뻗으며 깊게 호흡하세요.

▶ 강도를 높이려면:

탄력 밴드를 활용합니다.

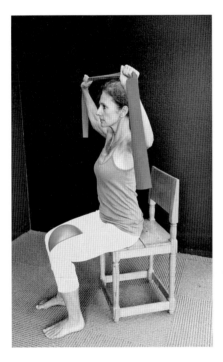 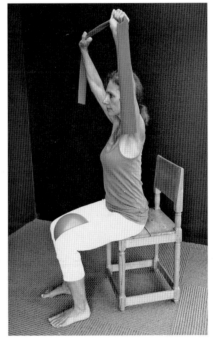

 힘과 유연성을 되찾음으로써 자신감이 더해졌고 정서적으로 기분이 나아졌습니다.
- 그레이스 티(Grace T)

발뒤꿈치 밀어내기(Heel Slides)

- **운동 목표**: 앉은 상태에서 코어를 활성화하고 강화하는 방법을 배웁니다.
- **제한 사항**: 없음.
- **도구**: 팔걸이가 없는 의자, 양말을 신거나 발아래에 수건을 깔아 둡니다.

▶ **준비 자세:**

① 의자 가장자리에 앉습니다.
② 골반은 중립이거나 허리에 문제가 있는 경우 각인된 자세를 취합니다.
③ 흉곽은 골반 위에 정렬합니다.
④ 눈은 정면을 바라봅니다.
⑤ 팔은 양옆으로 내려 놓습니다.

▶ **운동 방법:**

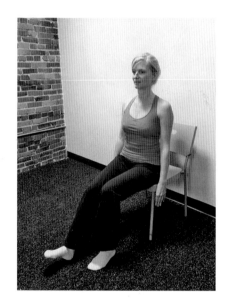

① 시작하려면 숨을 들이마십니다.
② 오른쪽 뒤꿈치를 밀어내며 내쉽니다. 골반의 높이를 유지하세요.
③ 이 상태에서 숨을 들이마십니다.
④ 뒤꿈치를 처음 위치로 되돌리면서 숨을 내쉽니다.
⑤ 오른쪽 다리로 5~8번 반복한 다음 왼쪽 다리로 전환합니다.

▶ **응용 동작:**

동작을 실행할 때 숨을 들이마시며 뒤꿈치를 밀고 숨을 내쉬며 뒤꿈치를 가져왔다면 더 적은 호흡으로 실행해 봅니다.

3단계

근력 강화

    1단계와 2단계에서 이 운동에 제안된 가벼운 아령을 추가하는 변형 운동을 시도해 보지 않았다면 지금 실행해 봅니다.

- 어깨뼈 내밀고 오므리기(Scapula Protraction and Retraction)
- 100회 운동(Hundred)
- 나무 껴안기(Hug a Tree)
- 문 열기(Open the Door)

    가벼운 무게(0.5~1kg)로 시작하여 신체가 어떻게 반응하는지 확인합니다.

    아령을 들 때 손목을 곧게 유지하도록 합니다.

    림프부종이 있거나 부종의 위험이 있는 경우에는 아령을 사용할 때 천천히 실행하고 무게를 늘리는 동시에 반복 횟수를 늘리지 않도록 합니다.

    림프부종의 증상이 있는지 팔의 상태를 자세히 관찰합니다.

    무겁거나 팽팽하다고 느낀다면 진행이 너무 빨랐을 수 있습니다. 치료사의 지시에 따라 압박 밴드와 압박 장갑을 착용하도록 합니다.

    유방 재건 수술을 받은 경우 의사의 지시가 있을 때까지 아령 또는 탄력 밴드를 사용하지 말고 지시에 따라 운동 동작을 생략하거나 수정하도록 합니다.

팔 벌리고 제자리 걷기(Marching with Arm Lifts)

- **운동 목표**: 집과 직장에서 업무를 수행하는 데 필요한 지구력을 키우고 다리, 등, 어깨 근육을 강화합니다.
- **제한 사항**: 보형물을 이용한 유방 재건 프로그램을 진행 중이거나 유방 재건 수술 (TRAM 또는 DIEP)을 받은 경우 의학적 승인이 있을 때까지 아령을 사용하지 않도록 합니다.
- **도구**: 팔걸이가 없는 의자, 가벼운 아령(0.5~1kg)

▶ **준비 자세:**

① 의자 가장자리에 앉습니다.
② 골반은 중립이거나 허리에 문제가 있는 경우 각인된 자세를 취합니다.
③ 흉곽은 골반 위에 정렬합니다.
④ 눈은 정면을 바라봅니다.
⑤ 팔은 아령을 손에 든 상태로 양옆으로 내려놓습니다.

▶ **운동 방법:**

① 시작하면서 숨을 들이마십니다.
② 오른쪽 무릎을 들어 올리면서 동시에 양팔을 양옆으로 어깨 높이까지 들어 올리며 숨을 내쉽니다.
③ 숨을 들이마시며 오른쪽 무릎과 팔을 의자 쪽으로 내립니다.
④ 숨을 내쉬며 왼쪽 다리를 올리면서 양팔을 양옆으로 어깨 높이까지 들어 올립니다.

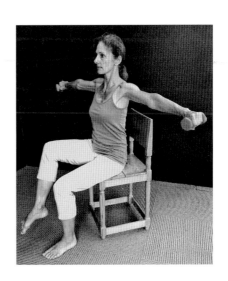

▶ **주의 사항:**

골반을 앞뒤로 또는 좌우로 흔들리지 않도록 안정적으로 유지합니다.

▶ 응용 동작: 강도를 줄이려면:

아령을 사용하지 않고 동작을 실행
합니다.

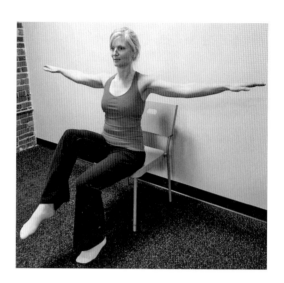

양팔 교차하며 제자리 걷기(Marching with Arm Scissors)

- **운동 목표**: 어깨를 강화하고 지구력을 키우며 신체 조정 능력을 향상합니다.
- **제한 사항**: 보형물을 이용한 유방 재건 프로그램을 진행 중이거나 유방 재건 수술 (TRAM 또는 DIEP)을 받은 경우 의학적 승인이 있을 때까지 아령을 사용하지 않도록 합니다.
- **도구**: 팔걸이가 없는 의자, 가벼운 아령(0.5~1kg), 휴대전화의 스톱워치 또는 타이머

▶ **준비 자세:**

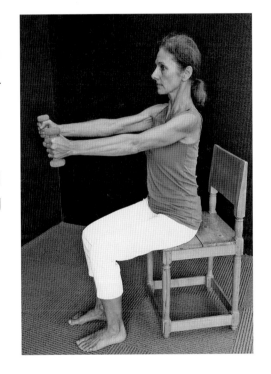

① 척추와 골반을 중립에 두거나 허리에 문제가 있는 경우 각인된 상태로 의자 가장자리에 앉습니다.

② 흉곽은 엉덩이 위에 있습니다.

③ 눈은 정면을 바라봅니다.

④ 팔은 아령을 손에 들고 손바닥이 서로 마주 보는 상태로 앞으로 뻗어 어깨높이까지 들어 올립니다.

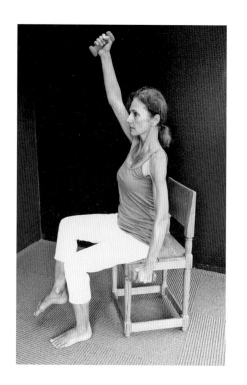

▶ 운동 방법:

① 오른쪽 다리와 왼쪽 다리를 30초 동안 교차로 들어 올려 제자리 걸음을 걷습니다.

② 제자리 걸음을 걸으며 숨을 들이마십니다.

③ 내쉬면서 오른쪽 팔을 머리 쪽으로 들어 올리고 왼쪽 팔을 아래로 내립니다.

④ 숨을 들이마시며 두 팔을 제자리로 가지고 옵니다.

⑤ 숨을 내쉬며 왼쪽 팔은 머리 쪽으로 올리고 오른쪽 팔은 아래로 내립니다.

▶ 응용 동작: 강도를 줄이려면:

아령을 사용하지 않고 동작을 실행합니다.

"나는 활동적이고 규칙적으로 운동하는 것이 수술 후 더 빠른 회복의 열쇠라고 굳게 믿습니다. 에너지 수준은 항암 치료에 의해 심각한 영향을 받지만, 내가 한 최선의 방법은 운동이었습니다."

- 보니 오(Bonnie O.)

밴드로 노 젓기(Rowing with Band)

- **운동 목표**: 중간 승모근과 능형근을 포함한 등 근육을 강화하고 가슴 근육을 이완시킵니다.
- **제한 사항**: 보형물을 이용한 유방 재건 프로그램을 진행 중이거나 유방 재건 수술(TRAM 또는 DIEP)을 받은 경우 의학적 승인이 있을 때까지 탄력 밴드를 사용하지 않도록 합니다. 대신 가슴을 펴면서 팔을 뒤로 당기는 동작을 실행합니다.
- **도구**: 팔걸이가 없는 의자, 탄력 밴드

▶ **준비 자세:**

① 의자 가장자리에 앉습니다.
② 골반은 중립이거나 허리에 문제가 있는 경우 각인된 자세를 취합니다.
③ 흉곽은 골반 위에 정렬합니다.
④ 눈은 정면을 바라봅니다.
⑤ 밴드를 무릎 앞에 대고 양손으로 밴드의 끝을 잡도록 합니다.

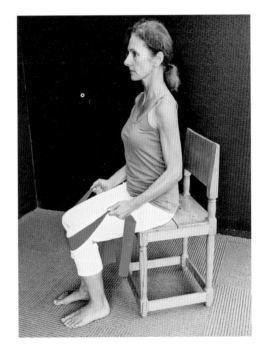

▶ 운동 방법:

① 숨을 들이마십니다.
② 숨을 내쉬며 팔을 뒤로 당기고 견갑
　골을 등 쪽으로 끌어당겨 탄력 밴드
　를 늘립니다.
③ 처음 자세로 돌아갑니다.

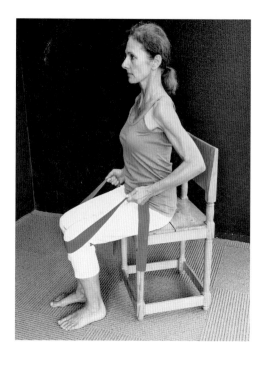

▶ 응용 동작: 강도를 줄이려면:

탄력 밴드를 사용하지 않고 동작을 실행합니다.

PART VI

스탠딩 필라테스 프로그램
(Standing Pilates Program)

스탠딩 필라테스는 균형을 유지하며 체중을 견디는 운동입니다. 유방암 생존자들은 골다공증에 걸릴 위험이 높습니다. 특히 나이가 들어 낙상의 위험이 있을 때 골밀도를 높이고 균형을 유지하는 방법을 배우는 것은 매우 중요합니다. 이 프로그램을 적어도 일주일에 몇 번 실행하도록 합니다.

균형을 잃었을 때 항상 붙잡을 것이 있도록 벽이나 튼튼한 의자 또는 가구를 잡고 시작하도록 합니다. 균형감이 향상되면 더 이상 주변에 안정 기반이 필요하지 않을 수 있습니다. 이것은 가장 높은 단계의 프로그램이며 최종 목표이기도 합니다.

발에 말초신경병증이 있는 경우 이 운동을 권장하지 않습니다. 안전을 위해 이것이 해결될 때까지 체어 필라테스 프로그램 운동을 실행하도록 합니다.

림프부종의 위험이 있고 의료 전문가가 권장하는 경우 압박 밴드와 압박 장갑을 착용합니다. 아령을 사용할 때는 무게를 높이는 동시에 반복 횟수를 늘리지 않도록 합니다. 가벼운 무게(0.5~1kg)로 시작합니다.

보형물을 이용한 유방 재건 프로그램을 진행 중이거나 유방 재건 수술(TRAM 또는 DIEP)을 받은 경우 의학적 승인이 있을 때까지 아령이나 탄력 밴드를 사용하지 않도록 하고, 지시된 대로 운동을 생략하거나 수정하도록 합니다.

허리 문제가 있는 경우 모든 운동 시 항상 중립 척추가 아닌 각인된 척추 자세를 취하도록 합니다.

항암 치료를 받고 있는 경우 의사의 권장 사항과 예방 조치를 따르도록 합니다.

1단계: 신체 보호

이 운동은 의사의 허락을 받은 경우 수술 후 배액관이 있는 상태에서 안전하게 실행할 수 있으며, 배액관을 제거한 후에도 계속할 수 있습니다. 각 운동을 몸의 양쪽에서 3~5회 반복합니다.

이 단계는 약 2~4주 동안 또는 더 어려운 운동을 편안하게 진행할 때까지 지속합니다. 이 운동은 다음 단계로 넘어가기에 앞서 쉽고 편안하게 할 수 있어야 합니다. 운동이 일상이 되도록 순서대로 실행되어야 합니다.

운동의 2단계와 3단계로 넘어갈 때 1단계의 운동을 워밍업으로 사용하도록 합니다.

- 골반 끌어당기기: 척추 중립 유지하기와 척추 바닥에 닿기(Pelvic Tilts: Neutral and Imprinted)
- 호흡하기(Breathing)
- 제자리 걷기(Marching in Place)
- 어깨뼈 들어올리고 내리기(Scapula Elevation and Depression)
- 어깨뼈 내밀고 오므리기(Scapula Protraction and Retraction)
- 스쿼트(Squats)

2단계: 기능 회복

1단계 운동에 익숙해지면 2~4주 동안 일상에 2단계 운동을 추가합니다. 각 운동은 3~5회 반복으로 시작하여 점차 5~8회까지 증가시킵니다.

- 풋워크 스쿼트(Footwork Squats)
- 풋워크 스쿼트 1번 자세(Heels Together, Toes Apart)
- 풋워크 스쿼트 2번 자세(Toes Turned Out)
- 발뒤꿈치 들어올리기: 평행 자세(Heel Raises: Parallel Position)
- 팔 동작과 함께 제자리 걷기(Marching with Arms Series)
- 팔 옆으로 올리며 제자리 걷기(Side Lifts)
- 양팔 교차하며 제자리 걷기(Scissors)
- 호흡하기 100회(Hundred)

3단계 : 근력 강화

1단계와 2단계에서 통증이나 불편함 없이 운동을 할 수 있게 되면(수술 후 약 6~8주) 이 단계를 규칙적으로 실행하십시오. 처음에는 각 운동을 3~5회 반복하고, 점차 5~8회까지 늘립니다.

- 밴드로 노 젓기(Rowing with Band)
- 다리 들어올리기 100회(Hundred with Lifted Leg)
- 외발로 킥하기(Single Leg Kick)

• 다리로 원 그리기(Leg Circles)

모든 운동 동작은 최대 5~8회 반복하는 것이 좋습니다. 그러나 사람마다 개인적인 차이가 있으므로 자신의 능력 범위 내에서 실행해야 합니다. 하루하루 다르게 느낄 수 있음으로 자신에게 너그러워지세요.

다음 사항을 기억하세요.

필라테스 전후에 스트레칭하거나 따뜻한 샤워를 하여 몸을 따뜻하게 하도록 합니다.

피로를 방지하기 위해 운동 시 항상 팔과 다리를 번갈아 가며 실행하고 필요하면 휴식을 취하십시오.

수분을 유지하기 위해 물을 많이 마시도록 합니다.

서 있을 때 좋은 자세란?

체크 리스트:

• 양쪽 발은 골반 너비로 벌린 상태입니까?
• 발과 다리가 엉덩이 바로 아래에 있습니까?
• 양쪽 발이 평행하고 체중이 각 발의 중간에 실려 균형을 이루고 있습니까?
• 체중이 발뒤꿈치뿐만 아니라 엄지와 작은 발가락에도 골고루 분산되어 있습니까? 내 무릎이 내 엉덩이뼈와 일직선으로 정렬되어 있습니까?
• 허리가 앞쪽으로 휘거나 너무 뒤쪽으로 나가지 않고 골반이 중립(Neutral)에 있습니까, 혹은 등에 문제가 있는 경우 골반이 각인되어(Imprinted) 있습니까?
• 흉곽이 엉덩이 위에 있습니까?
• 어깨가 귀 아래에 있습니까?
• 등에 견갑골이 내려간 상태로 어깨가 귀 쪽으로 올라가지 않고 어깨가 평평하고 중립(Neutral)에 있습니까?
• 손바닥이 몸을 향한 상태로 팔이 아래를 향하고 있습니까?
• 가슴이 열려 있습니까?
• 목이 열려 있고 턱은 자연스럽게 놓은 상태로 시선은 정면을 향하고 있습니까?

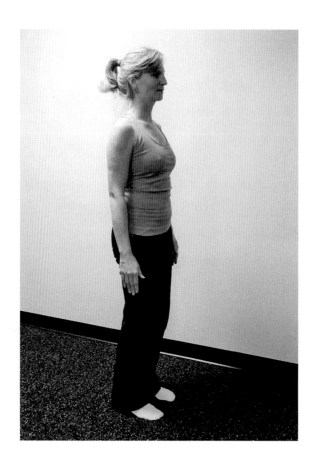

1단계

신체 보호

골반 끌어당기기: 척추 중립 유지하기와 척추 바닥에 닿기(Pelvic Tilts: Neutral and Imprinted)

- **운동 목표**: 처음에는 어려울 수 있지만, 서 있을 때의 중립(Neutral)과 각인(Imprinted)된 자세를 배웁니다.
- **제한 사항**: 말초신경병증이 있는 경우 이 운동을 권장하지 않습니다.
- **도구**: 벽

▶ **준비 자세**:

① 허리를 벽에서 대략 15~30cm 떨어뜨리고 무릎을 살짝 구부린 상태에서 발을 골반 너비로 벌리고 섭니다.

② 견갑골과 머리는 벽에 닿도록 합니다.

③ 흉곽은 골반 위에 정렬합니다.

④ 어깨는 편안하게 두고, 양손의 약손가락과 새끼손가락을 엉덩이뼈에 올려놓고 집게손가락과 엄지손가락은 배꼽 주위에 하트 모양을 만듭니다. 손은 바닥과 수직선상에 있습니다.

⑤ 눈은 정면을 바라봅니다.

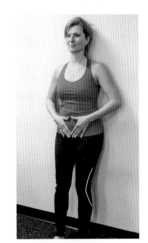

▶ **운동 방법**:

① 시작하면서 숨을 들이마십니다.

② 골반을 벽 쪽으로 기울이며 내쉽니다(Imprinted). 집게손가락이 엄지손가락보다 앞쪽으로 나와 있는 상태입니다.

③ 이 상태에서 숨을 들이마십니다.

④ 숨을 내쉬면서 엄지와 나머지 손가락들이 같은 선상에 있도록 골반을 중립(Neutral) 상태로 되돌려 놓습니다.

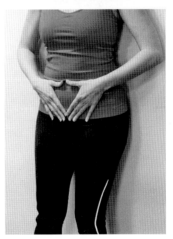

▶ **주의 사항**:

각인(Imprinted) 자세를 해야 할 경우 무릎을 구부린 상태로 유지하고, 견갑골과 머리는 벽에 닿아 있는 상태로 유지합니다.

호흡하기(Breathing)

- **운동 목표**: 서 있는 자세에서 흉곽 호흡이라고 하는 필라테스 호흡법을 배웁니다.
- **금기 및 제한 사항**: 말초신경병증이 있는 경우 이 운동을 권장하지 않습니다.
- **도구**: 없음.

▶ **준비 자세:**

① 발을 골반 너비로 벌리고 앞을 향해 섭니다.
② 골반은 중립(Neutral)이거나 허리에 문제가 있는 경우 각인된(Imprinted) 자세를 취합니다.
③ 흉곽은 골반 위에 정렬합니다.
④ 어깨는 편안하게 두고, 손은 흉곽 위에 놓습니다.
⑤ 눈은 정면을 바라봅니다.

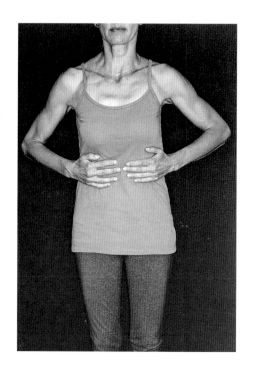

▶ **운동 방법:**

① 손가락을 흉곽의 측면과 앞쪽에 놓습니다.
② 장미 향기를 맡듯이 코로 숨을 들이마시며 흉곽이 앞쪽, 옆쪽, 뒤쪽으로 확장되는 것을 느껴 봅니다.
③ 촛불을 끄듯이 입으로 숨을 내쉬며 흉곽이 작아지는 것을 느껴 봅니다.

제자리 걷기(Marching in Place)

- **운동 목표**: 몸을 따뜻하게 하고 팔과 다리의 혈류량을 증가시키며, 균형감, 지구력, 힘을 기릅니다.
- **제한 사항**: 말초신경병증이 있는 경우 이 운동을 권장하지 않습니다.
  배액관이 아직 남아 있는 상태라면 이 운동이 어려울 수 있습니다. 이 경우 무릎을 낮게 유지하면서 천천히 제자리 걸음을 걷도록 합니다.
- **도구**: 타이머 또는 스톱워치

▶ **준비 자세**:

① 발을 골반 너비로 벌리고 앞을 향해 섭니다.

② 골반은 중립(Neutral)이거나 허리에 문제가 있는 경우 각인된(Imprinted) 자세를 취합니다.

③ 흉곽은 골반 위에 정렬합니다.

④ 어깨는 편안하게 두고, 손은 흉곽 위에 놓습니다.

⑤ 눈은 정면을 바라봅니다.

⑥ 30초 동안 타이머 또는 스톱워치를 설정합니다.

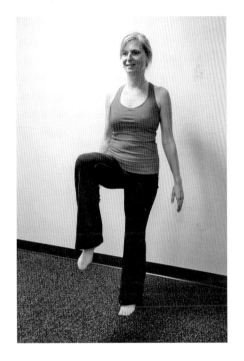

▶ **운동 방법**:

① 몸을 구부리지 않고 무릎을 최대한 높이 들어 제자리에서 행진을 시작합니다.

② 30초 동안 계속 걷습니다. 매주 걷는 시간을 30초씩 늘립니다. 이 운동은 유산소 지구력을 키우는 데 도움이 됩니다.

▶ **주의 사항**:

등을 곧게 펴고 유지하도록 합니다.

등을 휘거나 구부리지 않도록 합니다.

▶ 응용 동작: 강도를 높이려면:

팔 동작을 추가합니다.

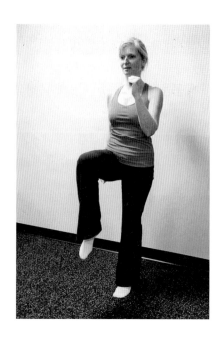

어깨뼈 들어올리고 내리기(Scapula Elevation and Depression)

- **운동 목표**: 어깨 움직임에 대비하여 어깨뼈(견갑골) 이동성을 향상시킵니다.
- **제한 사항**: 말초신경병증이 있는 경우 이 운동을 권장하지 않습니다.
- **도구**: 벽

▶ 준비 자세:

① 벽에 등을 대고 서서 발을 벽으로부터 15~30cm 정도 떨어뜨려 골반 너비로 벌립니다. 무릎은 살짝 구부립니다.
② 견갑골과 머리가 벽에 닿아 있습니다.
③ 골반은 중립이거나 허리에 문제가 있는 경우 각인된(Imprinted) 자세를 취합니다.
④ 흉곽은 골반 위에 정렬합니다.
⑤ 두 팔은 양옆으로 내리고 어깨는 편안하게 둡니다.
⑥ 눈은 정면을 바라봅니다.

▶ 운동 방법:

① 숨을 들이마시면서 어깨를 귀 쪽으로 올립니다.
② 어깨 근육을 아래로 내리고 손가락을 바닥을 향해 뻗으면서 숨을 내쉽니다.

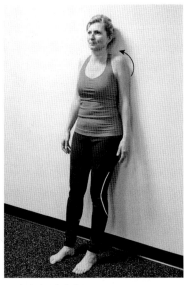
어깨뼈 내리기(Scapula Depression)

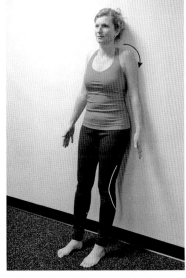
어깨뼈 올리기(Scapula Elevation)

어깨뼈 내밀고 오므리기(Scapula Protraction and Retraction)

- **운동 목표**: 적절한 어깨 기능에 필수적인 견갑골 근육을 활성화하고 강화합니다.
- **제한 사항**: 말초신경병증이 있는 경우 이 운동을 권장하지 않습니다.
- **도구**: 벽

▶ **준비 자세**:

① 벽에 등을 기대고 서서 발을 벽으로부터 15~30cm 정도 떨어뜨리고 골반 너비로 벌립니다. 무릎은 살짝 구부립니다.

② 골반은 중립(Neutral)이거나 허리에 문제가 있는 경우 각인된(Imprinted) 자세를 취합니다.

③ 흉곽은 골반 위에 정렬합니다.

④ 어깨는 편안하게 두고, 두 팔은 어깨높이로 올리거나 편안한 범위 내에 둡니다.

⑤ 눈은 정면을 바라봅니다.

▶ **운동 방법**:

① 숨을 들이마시며 아이를 안듯이 앞으로 팔을 뻗습니다. 견갑골은 벽에서 떨어진 상태여야 합니다. 이것이 견갑골 밀기(Scapula Protraction)입니다.

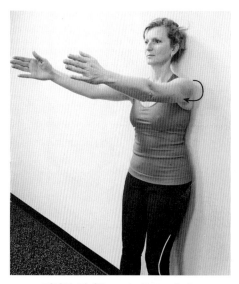 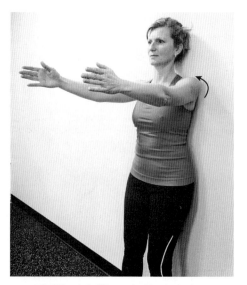

견갑골 밀기(Scapula Protraction)　　　　　견갑골 당기기(Scapula Retraction)

② 견갑골을 모으면서 숨을 내쉽니다. (견갑골 사이에 있는 작은 공을 가볍게 압박한다
고 상상해 보세요.) 견갑골이 벽에 닿는 것을 느낄 수 있을 것입니다. 이것이 견갑
골 당기기(Scapula Retraction)입니다.

▶ 응용 동작: 강도를 높이려면:

• 벽과 등의 가운데 사이에 큰 짐볼을 놓고 동작을 실행합니다.
  발은 더 앞쪽에 놓여 있어야 합니다.

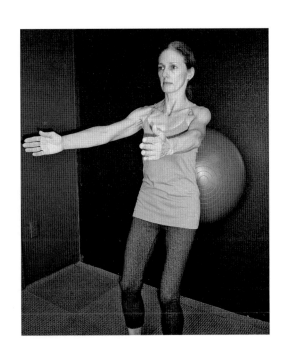

스쿼트(Squats)

- **운동 목표**: 대퇴사두근의 근력을 높이고 계단을 오르고 걷는 능력을 향상시킵니다.
- **제한 사항**: 말초신경병증이 있는 경우 이 운동을 권장하지 않습니다.

  무릎에 문제가 있는 경우 통증이 없는 자세로 무릎을 구부리거나 이 운동을 생략합니다.
- **도구**: 벽

▶ **준비 자세**:

① 벽에 등을 대고 서서 발을 벽으로부터 대략 15~30cm(편안한 경우 그 이상) 떨어뜨려 골반 너비로 벌립니다.

② 견갑골과 머리는 벽에 닿도록 합니다.

③ 골반은 중립(Neutral)이거나 허리에 문제가 있는 경우 각인된(Imprinted) 자세를 취합니다.

④ 흉곽은 골반 위에 정렬합니다.

⑤ 두 팔은 양옆으로 내리고 어깨는 편안하게 둡니다.

⑥ 눈은 정면을 바라봅니다.

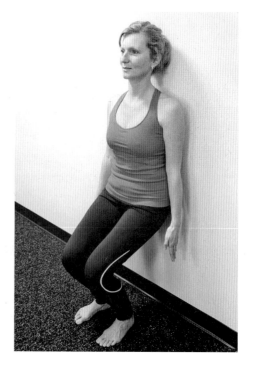

▶ **운동 방법**:

① 시작하면서 숨을 들이마십니다.

② 무릎을 90° 각도로 구부리면서 숨을 내쉽니다. 등이 벽을 따라 미끄러져 내려가고 대부분의 체중이 발뒤꿈치에 실리는 것을 느낄 수 있습니다.

③ 숨을 들이마시며 처음 자세로 돌아갑니다.

▶ **주의 사항**:

건갑골과 머리는 벽에 닿아 있도록 하고, 체중은 발뒤꿈치에 실리도록 유지합니다. 골반은 시작할 때와 같은 자세로 유지합니다.

▶ 응용 동작: 강도를 높이려면:

• 벽과 등의 가운데 사이에 짐볼을 놓고 같은 동작을 실행해 봅니다.

• 일어나기 전에 무릎을 구부린 상태로 5~10초 유지하도록 합니다.

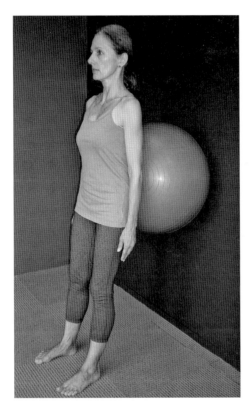
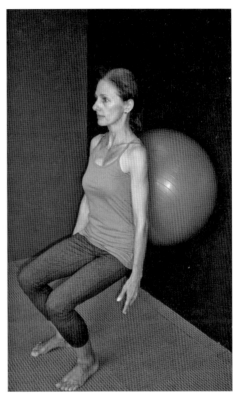

2단계

기능 회복

풋워크 스쿼트: 1번 자세(Footwork Squats: Heels Together, Toes Apart)

- **운동 목표**: 필라테스와 발레에서는 이 자세를 첫 번째 자세(1번 자세)라고 합니다. 허벅지 안쪽을 강화하고 코어와 골반저근을 연결하는 데 도움을 줍니다.
- **제한 사항**: 말초신경병증이 있는 경우 이 운동을 권장하지 않습니다.
- **도구**: 벽

▶ **준비 자세:**

① 벽에 등을 대고 서서 발을 벽으로부터 1~30cm 정도 떨어뜨리고 골반 너비로 벌립니다.
② 두 발의 뒤꿈치는 붙이고 앞쪽(발끝)은 벌립니다.
③ 견갑골과 머리는 벽에 닿도록 합니다.
④ 골반은 중립(Neutral)이거나 허리에 문제가 있는 경우 각인된(Imprinted) 자세를 취합니다.
⑤ 흉곽은 골반 위에 정렬합니다.
⑥ 두 팔은 양옆으로 내리고 어깨는 편안하게 둡니다.
⑦ 눈은 정면을 바라봅니다.

▶ **운동 방법:**

① 시작하면서 숨을 들이마십니다.

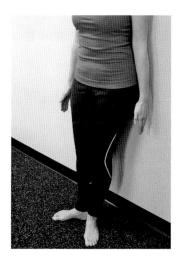
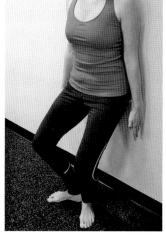

② 발뒤꿈치가 서로 모아져 있도록 유지하면서 무릎을 구부리며 숨을 내쉽니다.

③ 숨을 들이마시며 처음 자세로 돌아옵니다.

④ 허벅지 안쪽에 지퍼를 채운다고 상상하며 허벅지를 조이면서 올라옵니다.

   이 동작을 할 때 등이 위아래로 미끄러지듯 움직이는 것을 느낄 수 있습니다.

▶ 응용 동작:

종아리에 당김이 있는 경우 무릎을 조금만 굽히도록 합니다.

▶ 강도를 높이려면:

벽과 등의 가운데 사이에 짐볼을 놓고 같은 동작을 실행해 봅니다.

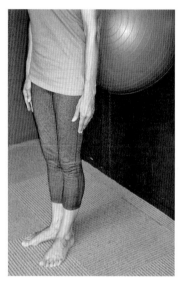 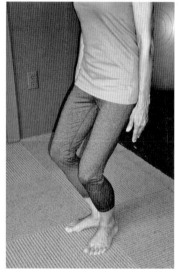

"필라테스는 내가 더 나은 온전함과 균형에 도달할 수 있도록 집중력과 동작의 우아함을 주었습니다."

- 낸시 엠(Nancy M.)

풋워크 스쿼트: 2번 자세(Footwork Squats: Toes Turned Out)

- **운동 목표**: 필라테스와 발레에서는 이 자세를 2번 자세라고 합니다. 이 운동은 다리를 움직이는 동안 골반을 최대한 움직이지 않도록 유지하고, 대퇴사두근과 허벅지 뒤 근육을 강화하는 데 도움이 됩니다.
- **제한 사항**: 말초신경병증이 있는 경우 이 운동을 권장하지 않습니다.
- **도구**: 벽

▶ **준비 자세:**

① 벽에 등을 대고 서서 발을 벽으로부터 15~30cm 정도 떨어뜨리고 골반 너비로 벌립니다.

② 허벅지를 바깥쪽으로 열어 무릎과 발이 서로 반대쪽으로 향하도록 합니다.

③ 견갑골과 머리는 벽에 닿아 있도록 합니다.

④ 골반은 중립(Neutral)이거나 허리에 문제가 있는 경우 각인된(Imprinted) 자세를 취합니다.

⑤ 흉곽은 골반 위에 정렬합니다.

⑥ 두 팔은 양옆으로 내리고, 어깨는 편안하게 둡니다.

⑦ 눈은 정면을 바라봅니다.

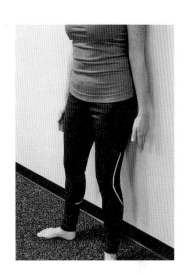

▶ **운동 방법:**

① 시작하면서 숨을 들이마십니다.

② 무릎을 구부리면서 숨을 내쉽니다. 무릎이 발가락 앞으로 나오지 않도록 무릎과 발가락의 위치를 확인합니다.

③ 숨을 들이마시며 처음 자세로 돌아옵니다.
   움직일 때 등이 위아래로 미끄러지듯 움직이는 것을 느낄 수 있습니다.

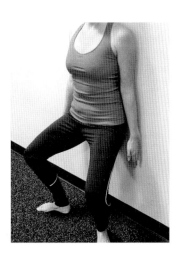

▶ **주의 사항:**

발뒤꿈치가 바닥에 붙어 있도록 유지합니다.

▶ 응용 동작: 강도를 높이려면:

벽과 등의 가운데 사이에 짐볼을 놓고 같은 동작을 실행해 봅니다.

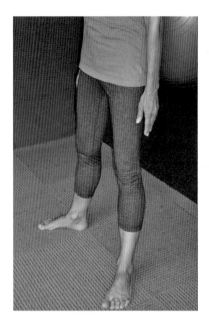 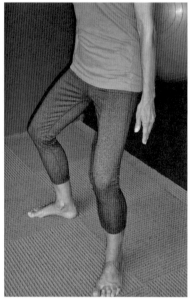

발뒤꿈치 들어올리기: 평행 자세(Heel Raises: Parallel Position)

- **운동 목표**: 걷기 및 계단 오르기를 위해 균형감을 향상시키고 발목을 강화합니다.
- **제한 사항**: 말초신경병증이 있는 경우 이 운동을 권장하지 않습니다.
- **도구**: 벽

▶ **준비 자세:**

① 벽에 등을 대고 서서 발을 벽으로부터 15~30cm 정도 떨어뜨려 골반 너비로 벌리고, 발을 앞을 향해 평행하게 둡니다.

② 견갑골과 머리는 벽에 닿아 있도록 합니다.

③ 골반은 중립(Neutral)이거나 허리에 문제가 있는 경우 각인된(Imprinted) 자세를 취합니다.

④ 흉곽은 골반 위에 정렬합니다.

⑤ 두 팔은 양옆으로 내려놓고 어깨는 편안하게 둡니다.

⑥ 눈은 정면을 바라봅니다.

▶ **운동 방법:**

① 시작하면서 숨을 들이마십니다.

② 바닥에서 양쪽 뒤꿈치를 들어 올리면서 숨을 내쉽니다.

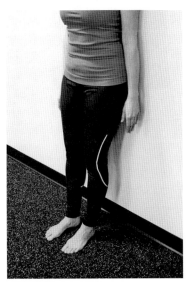
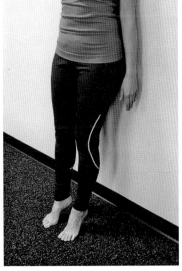

③ 이 자세를 유지하면서 숨을 들이쉬고 5~10초 동안 균형을 잡습니다. 이 동작이 더 편안해지면 시간을 점차 연장하십시오.

④ 뒤꿈치를 내리면서 숨을 내쉬며 처음 자세로 돌아갑니다.
  등이 위아래로 미끄러지듯 움직이는 것을 느낄 수 있습니다.

▶ **응용 동작: 강도를 높이려면:**

• 균형감이 좋아지면 벽 옆으로 서서 동작을 해봅니다. 균형을 잃을 경우를 대비하여 한쪽 팔이 벽을 짚을 수 있는 거리 안에 있도록 유지합니다.

• 벽과 등의 가운데 사이에 짐볼을 놓고 같은 동작을 실행해 봅니다.

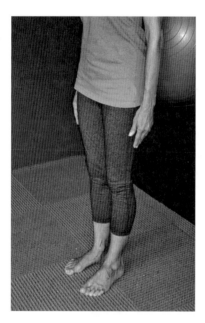 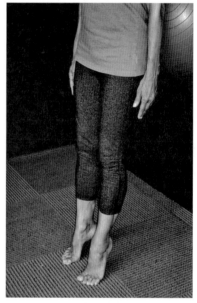

팔 동작과 함께 제자리 걷기(Marching with Arms)

시리즈의 목적은 균형감과 지구력을 키우면서 팔의 힘을 강화하는 것입니다. 이 운동은 실행이 더 어려우므로 주변에 안정적인 가구나 벽이 있는 곳에서 하도록 합니다. 각 운동은 3~5회만 반복하도록 합니다.

이 운동 중 하나를 선택하여 시작하십시오. 체력이 강해지면 점차적으로 더 많은 운동을 규칙적으로 실행하도록 합니다. 의료 서비스 제공자가 권장하는 경우 항상 압박 밴드와 압박 장갑을 착용하는 것을 잊지 않도록 합니다.

팔을 옆으로 올리며 제자리 걷기(Marching with Arms Series: Side Lifts)

- **운동 목표**: 골반을 안정적으로 유지하면서 균형감, 지구력 및 신체 조정 능력을 향상시킵니다.
- **제한 사항**: 말초신경병증이 있는 경우 이 운동을 권장하지 않습니다.
- **도구**: 타이머 또는 스톱워치

▶ 준비 자세:

① 발을 평행하게 골반 너비로 벌리고 섭니다.
② 골반은 중립(Neutral)이거나 허리에 문제가 있는 경우 각인된(Imprinted) 자세를 취합니다.
③ 흉곽은 골반 위에 정렬합니다.
④ 두 팔은 양옆으로 내리고 어깨는 편안하게 둡니다.
⑤ 눈은 정면을 바라봅니다.
⑥ 30초 동안 타이머 또는 스톱워치를 설정합니다.

▶ 운동 방법:

① 숨을 들이마시면서 제자리 걷기를 시작하고, 항상 골반이 안정되도록 유지합니다. 몸을 구부리지 않고 무릎은 최대한 높이 들어 올리며 제자리에서 행진하듯 걷습니다.
② 엄지손가락이 위를 향하도록 팔을 T 모양으로 들어 올리는 동작을 추가합니다.
③ 30초 동안 동작을 지속합니다.

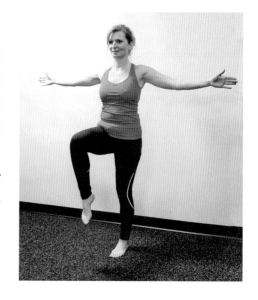

▶ 응용 동작:

동작이 익숙해지면 시간을 점차적으로 1분으로 늘린 다음, 1분 30초로 늘리십시오.

▶ 강도를 높이려면:

• 아령(0.5~1kg)을 손바닥이 아래를 향하도록 잡고 같은 동작을 해봅니다.
  보형물을 이용한 유방 재건 프로그램을 진행 중이거나 유방 재건 수술(TRAM 또는 DIEP)을 받은 경우 의사의 지시가 있을 때까지 아령을 사용하지 않도록 합니다.

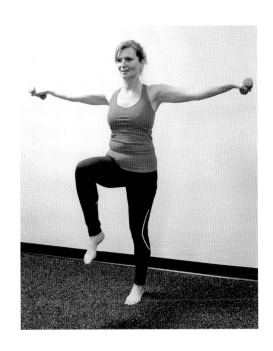

양팔 교차하며 제자리 걷기(Marching with Arms Series: Scissors)

- **운동 목표**: 지구력, 신체 조정 능력 및 근력을 강화시킵니다.
- **제한 사항**: 말초신경병증이 있는 경우 이 운동을 권장하지 않습니다.
- **도구**: 타이머 또는 스톱워치

▶ **준비 자세:**

① 발을 평행하게 골반 너비로 벌리고 섭니다.

② 골반은 중립(Neutral)이거나 허리에 문제가 있는 경우 각인된(Imprinted) 자세를 취합니다.

③ 흉곽은 골반 위에 정렬합니다.

④ 두 팔은 양옆으로 내리고 어깨는 편안하게 둡니다.

⑤ 눈은 정면을 바라봅니다.

⑥ 30초 동안 타이머 또는 스톱워치를 설정합니다.

▶ **운동 방법:**

① 골반을 항상 중립(Neutral)으로 유지하며, 필요한 경우 각인된(Imprinted) 상태로 제자리 걷기를 시작합니다. 몸을 구부리지 않고 무릎은 최대한 높이 들어 올리며 제자리에서 행진하듯 걷습니다, 마주 보도록.

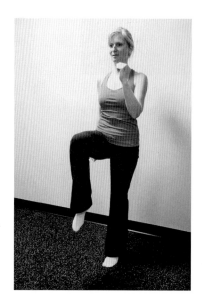 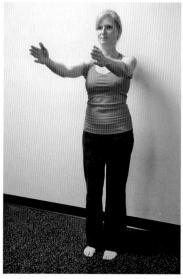

② 숨을 들이마시며 손바닥이 서로 앞 방향으로 팔을 어깨높이까지 들어 올립니다.

③ 오른팔은 위로 올리고 왼팔은 아래로 내리면서 가위처럼 팔을 교차하여 움직이며 숨을 내쉽니다.

④ 팔을 어깨높이로 되돌리며 숨을 들이마십니다.

⑤ 숨을 내쉬면서 왼팔은 위로 올리고 오른팔은 아래로 내립니다.

⑥ 제자리에서 걷기를 하면서 두 팔을 계속 번갈아 가며 교차하여 움직입니다. 30초 동안 동작을 지속합니다.

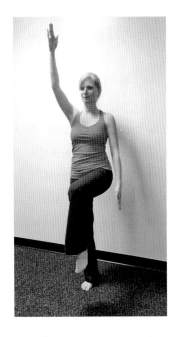

▶ 응용 동작:

동작이 익숙해지면 점차 시간을 1분으로 늘린 다음, 1분 30초로 늘리십시오.

강도를 높이려면:

• 가벼운 아령(0.5~1kg)을 들고 실행합니다.

보형물을 이용한 유방 재건 프로그램을 진행 중이거나 유방 재건 수술(TRAM 또는 DIEP)을 받은 경우 의학적 승인이 있을 때까지 아령을 사용하지 않도록 합니다.

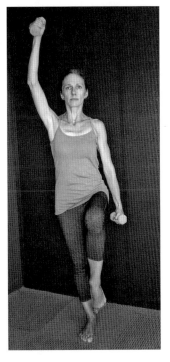

호흡하기 100회(Hundred)

- **운동 목표**: 폐활량과 균형감을 향상시키는 동시에 견골 근육과 팔의 근력, 지구력을 키웁니다.
- **금기 및 제한 사항**: 말초신경병증이 있는 경우 이 운동을 권장하지 않습니다.
- **도구**: 없음.

▶ **준비 자세**:

① 발을 평행하게 골반 너비로 벌리고 섭니다.

② 골반은 중립(Neutral)이거나 허리에 문제가 있는 경우 각인된(Imprinted) 자세를 취합니다.

③ 흉곽은 골반 위에 정렬합니다.

④ 두 팔은 양옆으로 내리고 어깨는 편안하게 둡니다.

⑤ 눈은 정면을 바라봅니다.

▶ **운동 방법**:

① 시작하면서 숨을 들이마십니다.

② 팔을 45° 각도 또는 가능한 한 높이로 들어 올리며 숨을 내쉽니다. 팔을 어깨높이까지 올릴 수 있을 것입니다.

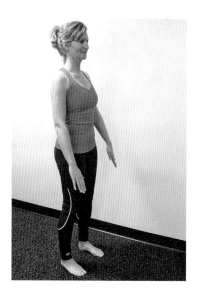
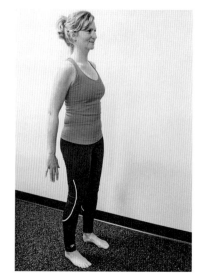

③ 5비트 동안 5회 숨을 마시고 5비트 동안 5회 숨을 내쉬며 어깨 뒤에서 팔을 끌어올립니다. 이것이 10세트 중 1세트입니다. 10세트를 반복하여 100회가 되도록 하거나 최대한 많은 횟수를 시도합니다.

▶ 응용 동작:

의자를 잡고 한 번에 한쪽 팔만 끌어올리는 동작을 해봅니다.

강도를 높이려면:

제자리 걷기를 하면서 동시에 팔은 숨쉬기 100회 동작을 실행합니다.

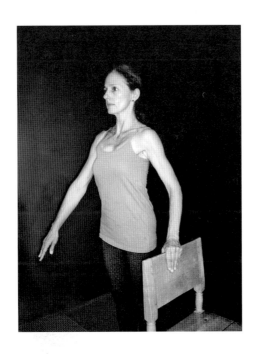

3단계

근력 강화

2단계에서 이 운동에 제안된 가벼운 아령을 추가하는 응용 운동을 시도해 보지 않았다면 팔 동작과 함께 제자리 걷기 동작들을 실행해 보십시오.

- 팔을 옆으로 올리며 제자리 걷기(Marching with Arms: Side lift)
- 양팔 교차하며 제자리 걷기(Marching with Arms: Scissor)

가벼운 무게(0.5~1kg)로 시작하여 신체가 어떻게 반응하는지 확인합니다.

아령을 들 때 손목을 곧게 유지하도록 합니다.

림프부종이 있거나 부종의 위험이 있는 경우에는 아령을 사용할 때 천천히 실행하고, 무게를 늘리는 동시에 반복 횟수를 늘리지 않도록 합니다.

림프부종의 증상이 있는지 팔을 자세히 관찰합니다.

무거움이나 팽팽함을 느낀다면 진행이 너무 빨랐을 수 있습니다. 치료사의 권고에 따라 압박 밴드와 압박 장갑을 착용하도록 합니다.

보형물을 이용한 유방 재건 프로그램을 진행 중이거나 유방 재건 수술(TRAM 또는 DIEP)을 받은 경우 의사의 지시가 있을 때까지 아령 또는 탄력 밴드를 사용하지 말고 지시에 따라 운동 동작을 생략하거나 수정하십시오.

밴드로 노 젓기(Rowing with Band)

- **운동 목표**: 등 중앙의 근육을 강화하여 좋은 자세와 어깨의 안정감을 향상합니다.
- **제한 사항**: 말초신경병증이 있는 경우 이 운동을 권장하지 않지만, 앉은 상태에서 수행할 수 있습니다. 보형물을 이용한 유방 재건 프로그램을 진행 중이거나 유방 재건 수술(TRAM 또는 DIEP)을 받은 경우 탄력 밴드를 사용하지 않도록 합니다. 팔을 그대로 뒤로 당겨 가슴을 이완시켰다가 다시 제자리로 돌아오는 동작을 실행합니다.
- **도구**: 탄력 밴드

▶ **준비 자세**:

① 발을 평행하게 골반 너비로 벌리고 섭니다.
② 골반은 중립(Neutral)이거나 허리에 문제가 있는 경우 각인된(Imprinted) 자세를 취합니다.
③ 흉곽은 골반 위에 정렬합니다.
④ 눈은 정면을 바라봅니다.
⑤ 탄력 밴드를 침대 프레임 같은 움직이지 않을 만한 튼튼한 것에 감습니다.
⑥ 팔꿈치는 구부리고 손은 밴드의 끝을 잡아 두 팔이 양옆으로 오도록 합니다.

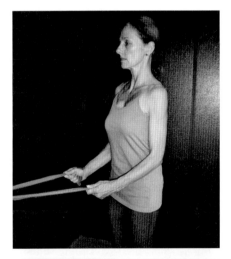

▶ **운동 방법**:

① 시작하면서 숨을 들이마십니다.
② 팔꿈치를 구부리면서 밴드를 뒤로 당기며 숨을 내쉽니다.
③ 숨을 들이마시면서 처음 자세로 돌아옵니다.

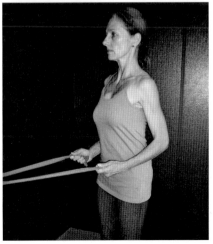

다리 들어올리기 100회(Hundred with Lifted Leg)

- **운동 목표**: 균형감을 향상시키고 팔, 복부, 다리를 포함한 전신을 강화합니다.
- **제한 사항**: 말초신경병증이 있는 경우 이 운동을 권장하지 않습니다.

  보형물을 이용한 유방 재건 프로그램을 진행 중이거나 유방 재건 수술(TRAM 또는 DIEP)을 받은 경우 의학적 승인이 있을 때까지 탄력 밴드를 사용하지 않도록 합니다.
- **도구**: 벽, 탄력 밴드

▶ **준비 자세:**

① 벽에 등을 대고 서서 발을 벽으로부터 15~30cm 정도 떨어뜨려 평행하도록 골반 너비로 벌립니다.

② 견갑골과 머리는 벽에 닿아 있도록 합니다.

③ 골반은 중립(Neutral)이거나 허리에 문제가 있는 경우 각인된(Imprinted) 자세를 취합니다.

④ 흉곽은 골반 위에 정렬합니다.

⑤ 두 팔은 양옆으로 내리고, 어깨는 편안하게 둡니다.

⑥ 눈은 정면을 바라봅니다.

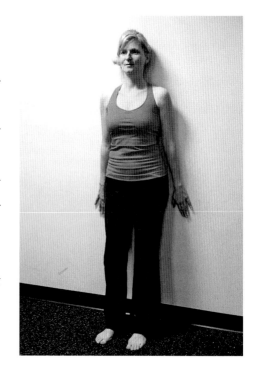

▶ 운동 방법:

① 숨을 들이마시며 골반을 벽에 붙여 각
   인(Imprinted) 자세를 취합니다.
② 숨을 내쉬며 오른쪽 다리를 바닥에서
   5~7cm 높이로 천천히 들어 올립니다.
③ 숨을 들이마시고, 팔을 45° 각도 또는
   어깨높이까지 들어 올리며 숨을 내쉽
   니다.
④ 견갑골 근육을 이용해 팔을 끌어올리
   면서 5비트 동안 5회 숨을 들이마시
   고, 5비트 동안 5회 숨을 내쉽니다.
   50이 될 때까지 5세트를 실행한 후 다
   리를 바꿔서 실행합니다.

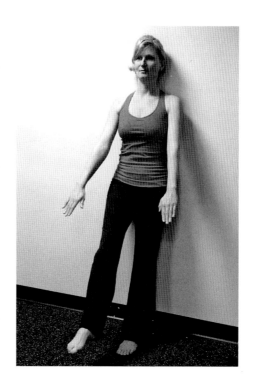

▶ 응용 동작:

동작을 안정감 있게 하려면 한 번에 한쪽 팔만 끌어올리고 다른 팔은 벽에 고정합니다.
쉽게 피로감을 느끼는 경우 팔 동작을 생략합니다.

■ 강도를 낮추려면:
   • 바닥에 엄지발가락을 가볍게 대고 동작을 실행합니다.

■ 강도를 높이려면:
   • 양팔을 끌어올리는 동시에 다리를 위아래로 함께 움직여 봅니다.

외발로 킥하기(Single Leg Kick)

- **운동 목표**: 균형감을 향상시키고 둔부 근육을 강화합니다.
- **제한 사항**: 말초신경병증이 있는 경우 이 운동을 권장하지 않습니다.
  매우 난이도 높은 동작이므로 주의해서 진행하십시오.
- **도구**: 없음.

▶ **준비 자세**:

① 발을 골반 너비로 평행하게 벌리고 앞을 향해 섭니다.

② 골반은 중립(Neutral)이거나 허리에 문제가 있는 경우 각인된(Imprinted) 자세를 취합니다.

③ 흉곽은 골반 위에 정렬합니다.

④ 두 팔은 양옆으로 내려놓고 어깨는 편안하게 둡니다.

⑤ 눈은 정면을 바라봅니다.

▶ **운동 방법**:

① 숨을 들이마십니다.

② 오른쪽 다리를 플렉스(발뒤꿈치를 밈)로 앞으로 뻗으며 숨을 내쉽니다.

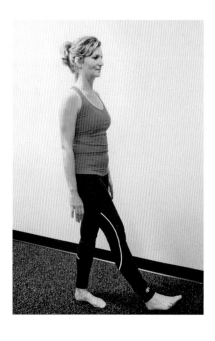
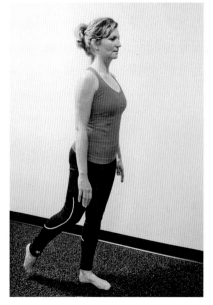

③ 숨을 코로 들이마시며 오른쪽 다리를 엉덩이 쪽에서 앞쪽으로 2회 찹니다.
④ 숨을 내쉬며 발가락을 포인하여 뒤쪽으로 1회 찹니다.
　이것이 1세트입니다. 5~8세트를 실행한 후 다리를 바꿔 실행합니다.

▶ 응용 동작:

벽을 짚거나 의자를 잡고 실행합니다.

강도를 높이려면:
- 가벼운 아령(0.5~1kg)를 들고 실행합니다. 보형물을 이용한 유방 재건 프로그램을 진행 중이거나 유방 재건 수술(TRAM 또는 DIEP)을 받은 경우 의학적 승인이 있을 때까지 아령을 사용하지 않도록 합니다.

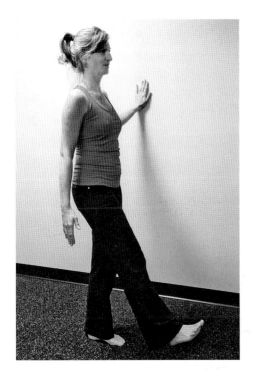
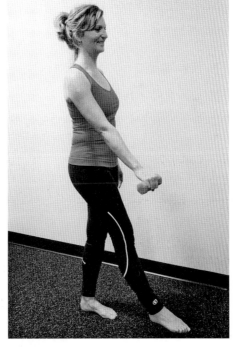

다리로 원 그리기(Leg Circles)

- **운동 목표**: 걷기에 필요한 내전근과 외전근 엉덩이 근육을 강화하고 균형감을 향상
  시킵니다.
- **제한 사항**: 말초신경장애가 있는 경우에는 이 운동을 권장하지 않습니다. 동작이 어
  려운 운동이므로 주의해서 진행하도록 합니다.
- **도구**: 없음.

▶ **준비 자세:**

① 발을 골반 너비로 벌리고 앞을 향해 섭니다.
② 골반은 중립(Neutral)이거나 허리에 문제가 있는 경우 각인된(Imprinted) 자세를 취
   합니다.
③ 흉곽은 골반 위에 정렬합니다.
④ 두 팔은 양옆으로 내려놓고 어깨는 편안하게 둡니다.
⑤ 눈은 정면을 바라봅니다.

▶ **운동 방법:**

① 숨을 들이마십니다.
② 숨을 내쉬면서 발가락을 바닥으로 향하게 하며 오른쪽 다리를 앞으로 뻗습니다.

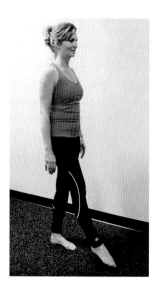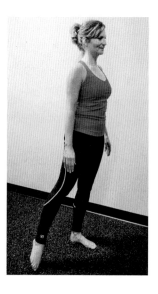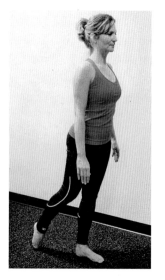

③ 숨을 들이마시며 오른쪽 다리를 시계 방향으로 앞, 옆, 뒤로 움직이며 원을 그립니다. 5~8회 반복합니다.

④ 숨을 들이마시고 내쉬면서 발가락이 바닥을 향하게 하여 오른쪽 다리를 뒤쪽으로 뻗습니다.

⑤ 시계 반대 방향으로 뒤, 옆, 앞으로 원을 그립니다. 5~8회 반복합니다.

⑥ 숨을 들이마시며 오른쪽 다리를 내려놓고, 다리를 바꿉니다.

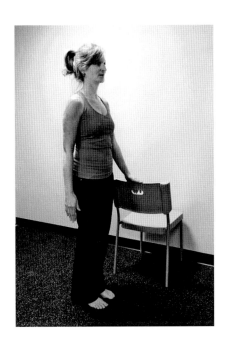

응용 동작:

몸을 지탱하기 위해 무거운 가구나 의자를 잡고 실행해 봅니다.

▶ 강도를 낮추려면:

• 동작할 때 다리의 높이를 발끝 높이 정도로 낮추고 바닥에 원을 그립니다.

• 원을 더 작게 만들도록 합니다.

PART VII

웰니스(Wellness)

이 단원에서 소개하는 다양한 정보는 삶의 질을 향상하는 데 도움이 될 것입니다. 필라테스 연습을 통해 건강해지면 암 치료의 가장 일반적인 부작용을 완화하는 데 도움이 되고, 일상생활에 도움이 되는 다양한 도구나 장비를 사용할 수 있습니다. 그로 인한 많은 생활 방식의 변화가 있을 것입니다. 회복을 위해 도움이 될 수 있는 더 많은 정보, 상점 및 조직은 자료 부분을 참고해 주세요.

피로

피로는 암 치료에서 가장 쇠약해지는 측면 중 하나입니다. 암과 관련된 피로는 모든 것에 영향을 끼치며 압도적입니다. 일단 피로감이 일상생활의 활동과 이전에 즐겼던 여가 활동을 수행하는 능력에 영향을 끼치게 되면 삶의 질이 저하될 수 있습니다. 아이러니하게도 너무 많은 휴식과 너무 적은 활동은 피로의 원인이 됩니다.

하루를 계획하여 에너지와 피로를 관리하는 방법을 익히도록 합니다. 정말로 중요한 것에 우선 순위를 두십시오. 0부터 10까지 가이드라인을 활용하여 에너지 수준 또는 피로 척도를 정합니다.

0이라는 수치는 에너지 고갈이고, 10은 높은 에너지 수준을 나타냅니다. 하루 중 여러 다른 시간의 에너지 수준을 기록합니다. 일반적으로 패턴이 있습니다. 에너지 수준이 가장 높을 때 가장 어려운 작업을 수행해야 합니다. 많은 사람이 에너지가 가장 높은 시간이 아침이라고 생각하지만, 하루 중 어느 시간에도 에너지는 높을 수 있습니다.

피로가 빈혈, 갑상선 기능 저하증 또는 갱년기 증상과 같은 의학적 문제로 인한 것인지 의사에게 확인하도록 합니다.

아래는 에너지를 보다 효과적으로 관리할 수 있는 방법입니다.

- 6~8시간 동안 숙면을 취합니다.
- 하루 중 휴식이 필요하다고 생각되면 일정에 맞춰 휴식을 취할 수 있는 방법을 찾도록 합니다.
- 카페인(초콜릿을 포함한 모든 형태의 음료와 음식)의 일일 섭취량을 살펴보고 점차적으로 그 양을 줄이도록 합니다.
- 영양사와 상담하여 단백질과 같은 적절한 양의 영양소를 섭취하고 있는지 식단을 확인합니다.
- 적은 양의 식사를 5~6회 나누어 먹도록 합니다.

- 수분이 부족할 경우 피로할 수 있으므로 하루에 6~8잔의 물을 마십니다.
- 작업을 수행하기 위해 올바른 신체 역학을 사용하고 있습니까? 물건을 들어 올릴 때는 무릎을 구부린 상태에서 양손으로 물건을 들어 올리고, 무거운 물건을 운반할 때는 카트를 사용하도록 합니다.
- 가능하면 언제든지 앉아서 에너지를 절약하도록 하세요. 주방에서는 작업에 필요한 모든 것이 손에 닿을 수 있도록 작업 환경을 만드세요.
- 작업 환경이 인체공학적으로 갖추어져 있나요? 올바른 자세와 신체 역학을 사용하고 있나요? 사용 중인 컴퓨터와 의자 높이를 다시 확인해 보세요.
- 운동을 최우선으로 하세요. 연구에 의하면 운동을 하는 암환자는 피로를 덜 느끼는 것으로 나타났습니다.
- 치료를 받을 때 부담이 될 수 있는 집안 청소나 육아 등은 무료 서비스를 이용해 보세요.

수면 자세와 위생

수면을 취하거나 휴식 중에 수술받은 쪽의 팔을 올려놓거나 받쳐 두면 어깨 통증과 림프부종에 도움이 됩니다. 수면 시 치료용 메모리 폼 베개를 사용하는 것은 머리와 목을 지지할 수 있는 좋은 방법 중 하나입니다. 목 아래에 베개를 한 개 이상 사용하는 것은 목이 너무 앞쪽으로 당겨져 목에 부담을 줄 수 있으므로 좋지 않습니다. 대신 팔 아래에 여분의 베개를 사용하도록 합니다. 옆으로 자는 사람의 경우 다리를 약간 구부린 상태에서 통증이 없는 쪽으로 눕는 것이 좋습니다.

아래쪽 팔을 펴서 양쪽 팔로 가슴에 베개를 껴안습니다. 옆으로 누울 때는 다리 사이에 단단한 베개를 사용하여 정렬을 도울 수 있습니다. 엉덩이 위쪽이 앞쪽으로 들어가 척추가 휘지 않도록 합니다. 이 자세는 허리 통증이 있는 사람들에게도 도움이 될 것입니다.

어떤 자세이든 어깨가 앞으로 튀어 나오지 않고 목과 일직선이 되도록 합니다.

팔은 팔 전체가 베개 위에 받쳐진 상태로 편안하게 유지되어야 합니다. 아래쪽 팔로 머리를 받쳐 팔이 눌려 있으면 상완 신경총(팔 아래로 내려가는 신경)에 부담을 주므로 피해야 합니다.

편안한 자세를 위해 여분의 베개가 필요할 수 있습니다. 최적의 수면을 위해서는 좋은 매트리스와 베개를 갖추도록 합니다.

수면을 위한 팔의 자세

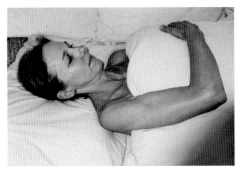
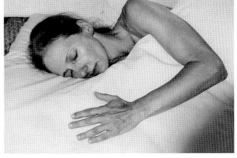

바로 누운 자세   옆으로 누운 자세

■ 취침 전 편안한 일상 만들기

- 수면 시 면이나 기타 천연섬유 재질의 옷을 착용하도록 합니다.
- 매일 밤 같은 시간에 자고 매일 아침 같은 시간에 일어나도록 합니다. 주말에 취침 시간을 변경하는 것은 안정적이고 규칙적인 수면에 도움이 되지 않습니다. 낮잠이 필요한 경우 이른 오후에 15~20분만 자도록 합니다.
- 잠들기 1시간 반에서 2시간 전에 라벤더 에센셜 오일로 따뜻한 목욕을 합니다.
- 휴식 또는 수면에 좋은 CD를 듣습니다.
- 취침 30분~1시간 전에 꿀을 넣은 따뜻한 우유 한 잔이나 카밀레 차를 마십니다.
- 발바닥에 따뜻한 참기름을 바릅니다.
- 잠자리에 든 지 30분 이내에 잠들지 못하면 침대를 떠나 다른 방에서 책을 읽는 등의 편안한 일을 하도록 합니다.

■ 침실

- 침실은 수면과 성생활을 위해서만 사용하도록 합니다.
- 침실에서 모든 전자 장치(휴대전화, 컴퓨터, 디지털 시계 및 TV)를 제거하세요. LED 조명은 뇌가 깨어 있도록 합니다. 침실에서 원치 않는 소음을 제거하여 차분한 분위기를 만들도록 합니다.
- 암막 커튼과 같은 장치를 하여 침실을 완전히 어둡게 만듭니다.
- 백색 소음이 있는 음향기기는 긴장을 풀 수 있도록 도와줄 것입니다.
- 피할 수 없는 소음이 있는 경우 귀마개를 활용해 보도록 합니다.

- 실내 온도는 시원하고 편안해야 합니다. 지나치게 따뜻한 환경은 수면에 도움이 되지 않으므로 잠자리에 들기 전에 침실의 온도를 낮추도록 합니다.

■ **음식과 음료**

- 취침 시간 전 1시간 이내에 카페인, 초콜릿, 콜라 또는 기타 각성제 성분이 든 음식은 피하도록 합니다.
- 알코올은 반동 효과를 유발하여 처음에는 졸리다가 몇 시간 후에는 깨어나 있도록 합니다. 잠자리에 들기 전에는 술을 피하는 것이 가장 좋습니다.
- 취침 시간 전 2~3시간 이내에 과한 저녁을 먹지 않도록 합니다.
- 취침 시간 전 2시간 이내에 물을 많이 마시지 않도록 합니다.

■ **운동**

- 걷기나 자전거 타기와 같은 매일 하는 유산소 운동은 활력을 줍니다. 이것은 치료를 받으며 오는 피로감을 해소하고 더 나은 수면을 취하는 데 도움이 될 수 있습니다. 이러한 운동은 잠자리에 들기 5~6시간 전에 일찍 하는 것이 가장 좋습니다.
- 필라테스와 요가와 같은 운동은 몸을 이완시키고 마음을 진정시키는 데 도움이 됩니다..

림프부종: 일상생활 권장 사항

■ **야외 활동**

- 야외 활동 시 자외선 차단제를 발라 햇볕 화상으로부터 피부를 보호합니다. 벌레 퇴치제를 사용하여 벌레 물림을 피하도록 합니다.
- 원예 작업 시 장갑을 착용하도록 합니다.
- 관목 가지치기와 같은 반복적인 움직임을 피하고 식물 주변에서 물릴 수 있는 곤충을 조심하도록 합니다.

■ **실내 활동**

- 집안 일을 할 때는 장갑을 착용하도록 합니다.

- 오븐에서 뜨거운 것을 옮길 때는 장갑을 사용하도록 합니다.
- 물건을 옮길 때는 무릎을 구부린 채로 양손으로 들어 올립니다. 가능한 경우 물건을 밀거나 끌도록 합니다.
- 식료품과 같은 무거운 물건은 카트를 사용하여 운반하고 바퀴가 달린 캐리어를 사용합니다.
- 목과 어깨를 풀어주는 등의 활동을 할 준비가 되지 않은 경우 페인트칠과 같이 오래 계속되는 활동을 피하십시오. 필요한 경우 압박 의류를 착용하도록 합니다.
- 무거운 물건을 들어야 할 때나 청소와 같은 반복적인 작업을 할 때는 압박 밴드와 압박 장갑을 착용하도록 합니다.

■ 일상생활

- 팔을 가능한 한 시원하게 유지합니다.
- 잠자는 동안 베개로 팔을 받쳐 올려놓도록 합니다.
- 팔을 청결하고 탄력 있고 촉촉하게 유지하도록 합니다.
- 목욕할 때는 뜨겁지 않은 따뜻한 물을 사용합니다.
- 옷, 보석, 시계를 착용할 때는 사이즈가 넉넉한 것으로 착용합니다.
- 필요한 물건을 휴대해야 할 경우 배낭을 사용하면 무게를 양쪽 어깨에 고르게 분산시킬 수 있습니다.
- 의사나 물리치료사가 추천하는 경우 압박 밴드와 압박 장갑을 착용하도록 합니다.
- 큐티클을 제거하지 않도록 합니다.
- 너무 낮거나 높은 온도(온탕 또는 사우나)는 피하도록 합니다.

■ 의료

- 병원에서 혈액을 채취하거나 혈압을 측정하거나 예방 접종 또는 기타 주사를 맞을 때 수술을 받지 않은 팔을 사용하도록 알려야 합니다. 이 중 유방 절제술을 받은 경우 림프절이 제거된 팔에 이 같은 의료적 처치가 행해지지 않도록 주의합니다.

■ 여행

- 국립림프부종네트워크(National Lymphedema Network)에서는 림프부종의 증상이 있

는 사람이 비행기를 이용해야 하는 경우 압박 요법을 취할 것을 권장하고 있습니다. 위험이 있다고 생각되는 경우 의사와 상의하도록 합니다.

- 바퀴가 달린 여행 가방을 사용하도록 합니다.
- 수하물을 들어 올리거나 머리 위 선반에 넣을 때는 도움을 받도록 합니다.

케모브레인: 기억력 증진을 위한 조언

케모브레인(ChemoBrain, 화학 뇌)은 항암 치료 후 기억력, 집중력, 주의력이 변화하고 다양한 정신적 작업을 수행하는 능력이 상실되는 것을 말합니다. 집중하고, 새로운 작업을 배우고, 이름이나 일반적인 단어를 기억하거나 한 번에 여러 가지 일을 하는 데 어려움이 있을 수 있으며, 생각하는 속도가 느리다고 느낄 수 있습니다.

■ 준비하기

- 한 번에 하나씩 수행하십시오. 한 번에 여러 가지 일을 하지 않도록 합니다.
- 열쇠, 지갑 및 휴대전화를 보관할 특정 장소를 정하도록 합니다. 예를 들면 열쇠는 항상 현관 근처에 두도록 합니다.
- 자세한 일정표를 사용하여 일정이나 약속을 기록합니다. 냉장고 등 눈에 잘 띄는 곳에 걸어 두고 중요한 날짜를 모두 표시해 두거나 스마트폰에 표시해 두도록 합니다.
- 스마트폰에 알림을 해놓도록 합니다.
- 기억해야 할 것을 목록으로 만듭니다. 기억해야 할 것을 적기 위한 수첩과 접착 메모지를 주변에 두도록 합니다. 스마트폰에서 캘린더 알림을 사용합니다.
- 자주 사용하는 물건을 보관하는 캐비닛이나 서랍을 라벨이나 색인으로 구별해 놓습니다.
- 중요한 전화번호는 전화 옆이나 연락처 목록에 쉽게 표시해 놓습니다.
- 집을 가능한 한 깔끔하게 유지하도록 합니다.
- 내일을 준비하도록 합니다. 밤에 다음날 점심을 만들어 놓고 아침에 서두르지 않도록 다음날 입을 옷을 꺼내 놓으세요.
- 의사의 동의가 있다면 진료 시간에 동행자와 함께 정보를 기록하도록 합니다.
- 쉽게 찾아볼 수 있도록 테스트 결과를 정리하여 보관하십시오.
- 의료 기록을 월별 및 연도별로 정리하여 보관합니다.

- 청구서를 정리할 수 있도록 명확하게 라벨을 붙여 폴더를 만듭니다.
- 해야 할 일을 소리 내어 반복하여 말하거나 자신에게 반복하여 말합니다.
- 차가 어디에 주차되어 있는지 머릿속으로 사진을 찍거나 스마트폰으로 실제 사진을 찍어 놓습니다.
- 일기를 작성하여 기억의 변화를 기록하도록 합니다.

■ 두뇌 운동

- 스도쿠, 십자말풀이 단어 검색과 같은 퍼즐을 풀어 보세요. 다음은 무료 프로그램 또는 무료 평가판을 제공하는 웹 사이트입니다: www.fitbrains.com, www.luminosity.com, and www.memory-improvement-tips.com.
- 두뇌를 자극하는 언어, 활동 또는 기술과 같은 새로운 것을 배우도록 합니다.
- 운율과 같은 말장난을 사용하여 사람들의 이름을 기억해 봅니다. 예를 들어 "이 샐러드를 냉장고에 다시 넣어야 합니다."라고 스스로에게 반복하십시오. 샐러드는 Sala 라는 이름으로 당신을 도울 것입니다.

■ 건강 유지

- 건강한 식단으로 식사합니다.
- 매일 운동하도록 합니다. 신체 활동을 유지하면 혈류가 자극됩니다.
- 필라테스는 긴장을 풀고 명확성을 회복하는 데 도움이 됩니다.
- 충분한 휴식을 취하도록 합니다.

말초신경병증

항암 치료로 유발된 말초신경병증(CIPN)은 택솔(Taxol)과 같은 일부 화학요법 약물과 관련이 있습니다. 발과 손에 쇠약해짐, 작열감, 무감각, 따끔거림을 경험할 수 있습니다. 이러한 부작용은 빠르게 해결될 수도 있지만 더 오래 지속될 수도 있습니다. 말초신경증이 나타난 후 또는 유방 재건 수술 후에는 몸을 아래로 구부리는 것이 어려울 수 있으므로 아래의 권장 사항들이 도움이 될 수 있습니다.

■ **의복 착용**

운동화 또는 발등과 발가락 부분이 막힌 튼튼한 신발, 깔창, 미끄럼 방지 밑창이 장착된 신발을 착용하십시오. 높은 구두는 착용하지 않도록 합니다.

- 벨크로가 붙어 있는 운동화와 옷을 착용하도록 합니다.
- 필요한 경우 단추 고리나 지퍼 손잡이와 같은 부착된 의류 착용 도구를 사용하도록 합니다. 더 많은 권장 사항은 전문 치료사에게 문의합니다.
- 양말과 신발을 신을 때는 양말 착용 보조 기구와 손잡이가 긴 구둣주걱을 사용합니다.
- 잘 맞지 않는 신발은 착용하지 않도록 합니다. 착용감이 괜찮은지 정기적으로 확인합니다. 물집이 생기거나 부상이 있다면 신발이 너무 딱 맞는 것일 수 있습니다.
- 잘 맞지 않는 옷은 말초신경병증(CIPN)을 악화시킬 수 있으므로 착용하지 않도록 합니다.

■ **일상생활**

- 설거지, 실외 작업 또는 집 수리 시 장갑을 사용합니다.
- 뜨거운 것이나 차가운 것을 옮길 때는 냄비 받침이나 장갑을 사용하십시오.
- 발 매트는 고정하거나 제거하도록 합니다.
- 적당한 밝기의 조명이 있는지 확인하고 밤에 일어날 때 안전을 위해 야간 조명을 사용하도록 합니다.
- 욕실에는 미끄럼 방지 매트와 욕조 옆에 손잡이를 설치합니다.
- 계단을 오를 때는 난간 손잡이를 잡도록 합니다.
- 장갑, 양말과 부츠 등으로 손과 발을 잘 보호하고 따뜻하게 유지하도록 합니다.

■ **작업 공간**

- 컴퓨터 및 전자 장치에 음성 활성화 소프트웨어를 사용하도록 합니다.
- 필기구를 더 잘 잡기 위해 연필과 펜에 내장된 핸들 또는 그리퍼(미끄럼 방지 손잡이)를 사용하고 종이 아래에 미끄럼 방지 필름을 사용하십시오. (Dycem—미끄럼 방지 플라스틱. 롤 형태로 판매되며 적절한 크기로 절단할 수 있음.)
- 작업 시 가능하면 항상 앉은 상태로 작업하고, 모든 필요한 물건들은 가까이 두도록 합니다.

■ 위생

- 온수 사용 시 팔로 수온을 체크하고 화상을 방지하기 위해 온수 히터의 온도를 40~50℃ 이내로 설정합니다. 손으로 들 수 있는 샤워기를 사용하도록 합니다.
- 폼 튜브를 사용하여 칫솔, 헤어 브러시, 빗 또는 메이크업 브러시의 손잡이를 더 쉽게 잡을 수 있습니다. 의료기 카탈로그를 통해 폼 튜브를 구입할 수 있습니다.
- 비누 대신 액체로 된 샤워 젤을 사용하도록 합니다.
- 안전을 위해 욕실에 미끄럼 방지 매트 또는 의자를 준비합니다.
- 발은 깨끗하고 건조하게 유지하도록 합니다.

■ 통증

- 바이오 피드백 또는 호흡 기술과 같은 통증을 제어하는 방법을 배웁니다.
- 매일 손과 발을 마사지합니다.
- 물건을 다룰 때 손이 아플 경우, 손가락 끝에 종이 테이프를 사용하도록 합니다.
- 필요한 경우 전문 치료사 또는 물리치료사에게 TENS(경피적 전기 신경 자극, 경미한 전기 자극을 제공하여 통증을 완화할 수 있는 기계) 치료를 받도록 합니다.

Glossary(용어)

- **ADL(Activities of Daily Living) (일상생활활동)**: 옷 입기, 목욕, 식사와 같은 일상에서의 활동입니다.

- **Autonomic Nervous System(자율신경체계)**: 땀, 혈압 상승, 소름과 같은 무의식적인 신체 기능과 관련된 신경계의 부분을 말하는 것으로 자율신경계 중에 교감신경계의 반응을 말한다. 이는 스트레스 상황이나 비상 상황에 있을 때 나타나는 "fight or flight" 반응(싸우거나 도망치거나 반응)으로 알려져 있습니다.

- **Axilla(겨드랑이)**: 팔 또는 겨드랑이 아래, 림프절을 제거하는 부위를 말하며, 수술 후 이 부위가 아플 수 있습니다.

- **Core(중심)**: 필라테스에서, 코어 즉 중심은 횡경막, 다열근, 횡복부, 그리고 골반 기저를 통합하여 가리킵니다.

- **Energy Conservation Techniques(에너지 보존 기술)**: 피로가 쌓였을 경우에 도움이 되는 일일 과제들을 수정하는 기술들을 말합니다.

- **Extension(늘리기/펴기)**: 신체에서 떨어진 직선 위치로 팔다리를 움직이는 것으로 굴곡의 반대 방향입니다.

- **Flexion(구부리기)**: 사지를 몸의 중심 방향으로 구부리는 행위를 말합니다.

- **Gluteal Muscles(둔부 근육들)**: 엉덩이 부위를 형성하는 세 개의 근육으로 대둔근, 소둔근, 최소둔근으로 나뉘며, 대퇴부(넓적다리)부위를 확장, 외전, 그리고 회전하는데 사용되는 근육들을 말합니다

- **Imprint(각인)**: 골반이 코 쪽으로 기울어져 있고, 허리를 보호하기 위해 등을 바닥에 평평하게 닿도록 하는 자세입니다. 이것은 횡복부가 튼튼하지 않거나 운동 중에 다리를 들어올릴 때 사용합니다. 또한 척추분만증이나 척추전골증 같은 요통을 앓고 있는 사람들은 등을 각인시키는 Swan(백조 자세) 또는Swimming(수영 자세)과 같은 운동을 피해야 합니다.

- **Kinesthesia(운동 감각)**: 시각적 신호 없이 움직임의 범위, 방향 및 무게를 인지할 수 있는 능력으로 이것은 수술 후 또는 약물 복용 중에 손상될 수 있습니다.

- **Latissimus Dorsi(활배근/넓은 등근육)**: 등의 아래부분에서 시작하여 팔 아래에서 끝나는 넓은 근육으로 의자에 앉아서 몸을 위로 밀어 올릴 수 있도록 도와줍니다. 이 근육은 수술 후에 조이거나 당기는 통증이 있을 수 있습니다.

- Lateral Flexion(측면 구부리기): 전방을 바라볼 때 신체 부위의 측면을 구부리는 동작을 말합니다.
- Lymphatic System(림프계): 조직에서 혈류로 림프를 가져오는 데 관련된 모든 구조를 포함하는 시스템을 말합니다.
- Lymphedema(림프 부종): 림프절 또는 림프계의 다른 부분의 막힘, 손상 또는 제거에 기인하는 부기를 말합니다.
- Neuromuscular(신경 근육): 신경과 근육에 관련된 것입니다.
- Neutral(중립): 앉거나 서 있을 때 골반이 바닥에 수직이거나 누울 때 바닥과 평행할 때 골반의 위치. 이 위치에 있을 때는 등을 앞이나 뒤로 굽혀서는 안 됩니다.
- Parasympathetic(부교감): 혈관의 혈관 확장을 통해 심박수를 늦추고 땀을 줄이는 역할을 하는 시스템으로 우리가 필라테스를 하는 동안 활성화시키고 싶은 시스템입니다.
- Pectoralis Major(큰가슴근/대흉근): 흉부 앞부분에 있는 두 개의 근육 중 하나로 위쪽을 광범위 하게 덮고 있는 부채꼴 모양의 근육입니다. 팔을 더 가까이, 앞으로, 아래로 끌어당길 수 있게 합니다. 수술 후에 이 근육을 스트레칭하는 것이 중요합니다.
- Pectoralis Minor(작은가슴근/소흉근): 뒤쪽 견갑골까지 이어지는 대흉근 안쪽에 위치한 근육으로 견갑골을 낮추고 어깨 관절을 압박합니다.
- Proprioception(고유 수용성 감각): 시각적인 단서에 의존하지 않는 신체에 대한 자세, 움직임, 그리고 균형에서의 변화에 대한 타고난 감각을 말합니다.
- Protraction(내밀기): 누군가를 안기 위해 어깨뼈와 같은 신체의 한 부분을 앞으로 끌어당기는 자세를 말합니다.
- Prone(엎드린 자세): 몸을 아래로 향하게 눕습니다.
- Retraction (당기기): 물체를 자신 쪽으로 당길 때 어깨뼈와 같은 신체의 일부를 뒤로 당깁니다.
- Rhomboids(능형근): 팔로 뒤로 당길 때 어깨뼈(어깨 날개)를 접거나 뒤로 이동시키는 근육입니다.
- Rotator Cuff(회전근): 견갑골을 둘러싸고 어깨를 소켓에 고정시키는 근육입니다.
- Serratus Anterior(전거근): 팔을 앞으로 당기거나 당기도록 도와주는 근육을 말합니다.
- Scapula(견갑골): 어깨 뼈
- Sympathetic Nervous System(교감 신경계): 심장과 분비선과 같은 무의식적인 근육을 조절하는 자율신경계의 큰 부분입니다.

- Supine(**누운 자세**): 몸을 위로 향하게 누운 자세
- Transverse Abdominis(**횡복근**): 필라테스를 하는 동안 호흡으로 활성화 시키고 싶은 깊은 복근으로 몸통을 안정화시키는 데 도움이 됩니다.
- Thoracic Duct(**흉관/ 가슴관**): 복부에서 비롯되는 신체의 주요 림프관을 말합니다. 머리, 목, 흉부 및 상지를 제외한 신체 모든 부위에서 림프를 공급받습니다. 우리는 필라테스 기간 동안 심호흡과 횡복부 활성화를 통해 이 흉관을 활성화하고자 합니다.

참고문헌

Aaronson N. "Movement Toward Healing," Advance for Occupational Therapy Practitioners 2008;24(9): 48-9.

Abramowski MC. "Chemotherapy: Induced Neuropathic Pain," Journal of the Advanced Practitioner in Oncology 2010;1: 279-83.

Ahles TA, Root, JC. "Cancer and Cancer Treatment Associated Cognitive change-An Update of the State of the Science," Journal of Clinical Oncology 2012;30: 3675-86.

Ahles TA, Saykin AJ. "The Relationship of APOE Genotype to Neuropsychological Performance in Long Term Cancer Survivors Treated with Standard Dose Chemotherapy," Psycho Oncology 2003; 12: 612-19.

Aisha D, Alderman AK. "Review of Abdominal Wall Function Following Abdominal Flaps for Post Mastectomy Breast Reconstruction," Annals of Plastic Surgery 2009; 63(2): 222-30.

American Cancer Society website: www.acs.org

American Cancer Society. What Is Bone Metastasis? www.cancer.org/treatment/under-stand-ingydiagnosis/bonemetastasis/bone-metastasis-what-is-bone-mets   Asher A. "Cognitive Dysfunction Among Cancer Survivors." American Journal of Physical Medicine Rehabilitation 2011;5(Suppl 1): S16-26.

Bason RH. "Eighteen Sensations after Breast Cancer Surgery: A Five Year Comparison of Sentinel Lymph Node Biopsy and Axillary Lymph Node Dissection." Annals of surgical oncology 2007;14(5): 1653-61.

Berger AM, Abernathy AP, Atkinson A, et al. "Cancer Related Fatigue." Journal of the National Comprehensive Cancer Network 2010;8(8): 904-31.

Bergman, A et al. "Incidence and Risk Factors for Axillary Web Syndrome after Breast Cancer." Breast Cancer Research Treatment 2012;131(2): 987-92.

Betz S. Modifying Pilates for Clients with Osteoporosis. www.therapilates.com/PDF/modi-fyinglates.pdf

Brigham and Womens Hospital, Department of Rehabilitative Services. DIEP/ SGAP Flap Patient Education. Boston, MA: Author, 2007.

www.brighamandwomens.org/Departments_and_Services/surgery/services/surgicaloncolog y/Images/DIEP-SGAP_patient_education.pdf.

Burt J, White G. Lymphedema: A Breast Cancer Patients Guide to Prevention and Healing. Alameda, C A: Hunter House, 2006.

Casley-Smith JR, Casley-Smith JR. Modern Treatment for Lymphedema. 5th ed. Vic-toria, Australia: The Lymphology Association of Australia, 1997.

Chen Z, et al. "Fracture Risk among Breast Cancer Survivors." Archives of Internal Medicine 2005;165: 552-58.

Courneya K, McNeely M. "Exercise During Cancer Treatment". Indianapolis, IN: American College of Sports Medicine, 2012. www.acsm.org/access-public-infor-tion /arti-cles/2012/01/12/exer-cise-ing-can-cer-treat-ment

Cramp T, Bryron-Daniel J. "Exercise for the Management of Cancer Related Fatigue in Adults." Cochrane Database System Rev 2012;2: 11CD008145.

Emery K, De Serres SJ, et al. "The Effects of a Pilates Training Program on Arm Trunk Posture and Movement." Clinical Biomechanics 2010; 25(2): 124-30.

Eyigor S, Karapolat H, et al. "Effects of Pilates Exercises on Functional Capacity, Flexibility, Fatigue, Depression and Quality of Life in Female Breast Cancer Pa-tients: A Randomized Study." European Journal of Physical and Rehabilitation Medicine 2010;46(4): 481-87.

Gambino D. Age Perfected Pilates: Mat Exercises Designed to Improve Posture, Strength & Movement. Minneapolis, MN: Orthopedic Physical Therapy Products, 2007.

Ganz P A, Kwan L, et al. "Cognitive Complaints After Breast Cancer Treatment: Examining the Relationship With Neuropsychological Test Performance." Journal of the National Cancer Institute 2013;105(11): 791-801.

Harris SR, et al. "Clinical Practice Guidelines for Breast Cancer Rehabilitation: Syn- ses of Guideline Recommendations and Qualitative Appraisals." Cancer 2012;118(-Suppl 8): 2312-24.

Hayes SC., et al "Lymphedema After Breast Cancer; Incidence, Risk Factors, and Effect on Upper Body Function." Journal of Clinical Oncology 2008;26(21): 3536-42.

Hayes SC., Johansson K, et al. "Upper Body Morbidity after Breast Cancer: Incidence and Evidence for Evaluation, Prevention and Management within a Prospective Surveillance Model of Care." Cancer 2012;118(Suppl 8): 2237-49.

Keays K, Harris S, et al. "Effects of Pilates Exercises on Shoulder Range of Motion, Pain, Mood and Upper Extremity Function in Women Living with Breast Cancer: A Pilot Study." Physical Therapy 2008; 88(4): 494-510. CD005211.

Myers JS. "Chemotherapy-Related Cognitive Impairement: The Breast Cancer Experience." Oncology Nursing Forum 2012;39(1): E31-40.

National Cancer Institute website: www.nci.org

National Lymphedema Network. Exercise (position statement). San Francisco, CA: National Lymphedema Network, 2011. www.lymphnet.org

National Lymphedema Network. Lymphedema Risk Reduction Practices. (position statement) San Francisco, CA: National Lymphedema Network, 2008. www.lymph net.org/pdf-Docs/nriskreduction.pdf

Wefel JS, Saleeba AK, et al. "Acute and Late Cognitive Dysfunction Associated with Chemotherapy in Women with Breast Cancer." Cancer 2010;116(14): 3348-56.

Weis J. "Cancer Related Fatigue: Prevalence, Assessment, and Treatment Strategies." Expert Review of Pharmacoeconomics Outcomes Research 2011;11(4): 441-46.

Winters-Stone KM, Schwartz AL, et al. "A Prospective Model of Care for Breast Cancer Rehabilitation: Bone Health and Arthalgias." Cancer 2012;118(Suppl 8): 2288-98.

Wyrick SL, et al. "Physical Therapy May Promote Resolution of Lymphatic Cording in Breast Cancer Survivors." Accessed on redOrbit.com, July 23, 2008. www.red orbit.com/news/health/517635/physi-cal_ther-apy_may_pro-mote_res-tion_of_-phat ic_coding_in_breast

Resources(리소스: 관련 사이트)

Academy of Lymphatic Studies

www.acols.com

Lymphedema resources

All 4 One Alliance

www.all4onealliance.com

Lymphedema garments financial assistance program

American Cancer Society

www.cancer.org

cancer resources, stress management

www.cancer.org/treatment/treatmentsandsideeffects/emotionalsideeffects/

cop-ingwith-cerineverydaylife/cop-ingwith-can-in-in-every-life-toctoc

American Institute for Cancer Research

www.aicr.org

Nutritional information for cancer survivors

American Occupational Therapy Association

www.aota.org

How occupational therapy can help

Annie Appleseed Project

www.annieappleseedproject.org

Alternative therapies for cancer

Breast Cancer Freebies

www.breastcancerfreebies.com

Hundreds of free products for breast cancer patients including wigs, prosthetics, and retreats

Breast Reconstruction.org
www.breastreconstruction.org
Educational website on breast reconstruction

cancer101.org/toolkit/order-navigator
Planner to be used both during and after treatment to keep track of treatment and response

Cancer Care
www.cancercare.org
Financial resources

Cancer Information Service
www.cancer.gov/aboutnci/cis
Evidence based cancer information

Cancer Survivors
www.cancersurvivors.org
Cancer information, resources, and support

Cleaning for a Reason
www.cleaningforareason.org
Free household help

Cook for Your Life
www.cookforyourlife.org
Teaches healthy cooking to cancer survivors

Happy Chemo

www.happychemo.com

Discounts for cancer-related products

Heal a Woman to Heal a Nation, Inc.

www.hwhn.org

Promotes life-long learning and holistic wellness for women and girls

Living Beyond Breast Cancer

www.breastcancer.org

Great informational site

Look Good, Feel Better

http://lookgoodfeelbetter.com

Free cosmetics and hairstyling information for cancer survivors

Lymphnotes

www.lymphnotes.com

Lymphedema information

Meals to Heal

http://meals-to-heal.com

Home delivery of nutritious meals

Medscape

www.medscape.com

Latest information on cancer

National Cancer Institute

www.cancer.gov

Research-based information on cancer

National Library of Medicine
www.nlm.nih.gov
World's largest biomedical library

National Lymphedema Network
www.lymphnet.org
Lymphedema resources

National Women's Health Information Center
www.womenshealth.gov
Women's health information

National Women's Health Network
https://nwhn.org
Women's health activists

Clothing and Lymphedema Garments(의류 및 림프 부종용 의복)

Bright Life Direct

www.brightlifedirect.com

Latex free lymphedema products

Confident Clothing Company

www.confidentclothingcompany.com

Fashion conscious therapeutic clothing

JANAC

www.janacsportswear.ca

Bras and sportswear

JUZO

www.juzousa.com

Compression sleeves

Lymphedivas

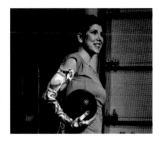

www.lymphedivas.com

Lymphedema gauntlets and sleeves with style

Shop well with for

www.shopwewellwithyou.org.

Body image resources for women surviving

Softee USA

www.softeesa

Prosthetic garmects and camisoles

North Coast Medical

www.ncmedical.com

Equipment such as raised toilet seats, dressing aids, bathroom equipment can be purchased here

Apps(관련 앱)

이러한 앱은 모두 iPhone에 다운로드할 수 있습니다. 다른 운영 체제가 있는지 확인하십시오. 대부분은 무료입니다.

- BMI(Body Mass Index) Calculator: BMI(체질량지수) 계산기; BMI와 암 재발 위험 사이에는 직접적인 상관관계가 있기 때문에, BMI가 무엇인지 그리고 여러분의 것을 줄여야 하는지 여부를 아는 것이 중요합니다
- Computer Ergonomics(컴퓨터 인체공학): 컴퓨터로 작업할 때 도움을 주는 앱
- iChemodiary: 약물치료 관리 앱
- iEat for Life: 영양 정보 및 식사 제안 앱
- iHealthlog: 예약 조회, 테스트 결과, 체중 관리 앱
- iPharmacy Drug Guide: 약의 처방 및 부작용 확인하는 앱
- Med Helper Pro: 다각적 건강 상태 및 예약 조회 앱
- My Fitness Pal: 건강과 다이어트 앱
- My Med Lists: 약을 업데이트해서 바로 구매할 수 있다.
- My Pearl Point Cancer Side Effects Helper App: 증상이나 부작용에 대한 정보
- Pill Reminder: 약 먹는 시간 알려줌
- Pills On the Go: 처방전을 추적
- Relax Melodies: 낮 동안 심신을 편안하게 하는 노래들
- Stretch Break: 매일 스트레치하고 휴식을 취할 것을 상기시켜줍니다.

찾아보기

유방암 생존자를
위한 필라테스

2021년 11월 17일 1판 1쇄 인 쇄
2021년 11월 25일 1판 1쇄 발 행

지은이 : 나오미 아론슨(Naomi Aaronson),
앤 마리 투로(Ann Marie Turo)

옮긴이 : 주기찬, 양재훈

펴낸이 : 박   정   태

펴낸곳 : **광   문   각**

10881
파주시 파주출판문화도시 광인사길 161 광문각빌딩 4층
등   록 : 1991. 5. 31 제12-484호
전화(代) : 031) 955-8787
팩   스 : 031) 955-3730
E-mail : kwangmk7@hanmail.net
홈페이지 : www.kwangmoonkag.co.kr

• ISBN : 978-89-7093-618-5   13510
값 20,000원

한국과학기술출판협회
Korean Science & Technology Publisher Association